中国健康成年人
脑图谱及脑模板构建

主　编　李坤成
副主编　梁佩鹏
编　者（按姓氏笔画排列）

石　林　香港中文大学影像与介入放射学系
李坤成　首都医科大学宣武医院放射科
李倩倩　首都医科大学宣武医院放射科
陈　楠　首都医科大学宣武医院放射科
杨金柱　东北大学计算机学院
张世娟　首都医科大学宣武医院综合科
贾秀琴　首都医科大学附属北京朝阳医院放射科
梁佩鹏　首都师范大学心理学院

人民卫生出版社
·北京·

图书在版编目（CIP）数据

中国健康成年人脑图谱及脑模板构建 / 李坤成主编
. —北京：人民卫生出版社，2020.8
ISBN 978-7-117-29518-5

I.①中⋯ Ⅱ.①李⋯ Ⅲ.①成年人—大脑—中国—图谱②成年人—大脑—模板—中国 Ⅳ.①R338.2

中国版本图书馆 CIP 数据核字（2020）第 131631 号

人卫智网	www.ipmph.com	医学教育、学术、考试、健康，购书智慧智能综合服务平台
人卫官网	www.pmph.com	人卫官方资讯发布平台

中国健康成年人脑图谱及脑模板构建
Zhongguo Jiankang Chengnianren Naotupu ji
Naomuban Goujian

主　　编：李坤成
出版发行：人民卫生出版社（中继线 010-59780011）
地　　址：北京市朝阳区潘家园南里 19 号
邮　　编：100021
E - mail：pmph @ pmph.com
购书热线：010-59787592　010-59787584　010-65264830
印　　刷：北京盛通印刷股份有限公司
经　　销：新华书店
开　　本：787×1092　1/32　印张：7.5
字　　数：156 千字
版　　次：2020 年 8 月第 1 版
印　　次：2020 年 8 月第 1 次印刷
标准书号：ISBN 978-7-117-29518-5
定　　价：69.00 元

打击盗版举报电话：**010-59787491**　**E-mail：WQ @ pmph.com**
质量问题联系电话：**010-59787234**　**E-mail：zhiliang @ pmph.com**

主编简介

李坤成，男，山东省乳山市人，1955年3月出生于辽宁省丹东市，首都医科大学医学影像学系原主任、宣武医院影像学部及放射科原主任，主任医师、二级教授，博士生导师，现任宣武医院首席专家。1982年12月毕业于中国医科大学医疗系本科获学士学位，留校在中国医科大学附属第三医院放射科任住院医师，1984年考入中国医科大学第一临床学院放射诊断专业攻读硕士学位研究生，师承何芳显教授主修神经影像学和CT诊断学，1987年7月毕业获硕士学位，留校任中国医科大学附属第一医院放射科任住院医师。同年10月考取中国协和医科大学影像诊断专业，师承国内外著名心血管影像专家刘玉清院士，主修心血管影像和磁共振成像诊断学，1990年8月毕业获博士学位，成为我国自己培养的首位心血管影像学博士。毕业后再次留校在中国医学科学院阜外医院放射科任住院医师、主治医师，1993年6月晋升副主任医师，1994年调任首都医科大学宣武医院任放射科主任，1995年破格晋升主任医师，1997年晋升教授。2002年获批国务院特殊津贴专家，2008年被评为卫生部有突出贡献的中青年专家，2009年入选北京市领军人才，2010年被聘为美国宾州州立大学客座教授

（Visiting Professor）。

2002—2017 年任北京市放射学会副主任委员，2008—2017 年连任 3 届中华医学会放射学分会副主任委员。2012—2018 年任首都医科大学医学影像学系主任，2008—2019 年任北京市质量控制和改进中心主任。2012 年创建北京市磁共振成像脑信息学重点实验室并担任主任至今。2016 年由于学术水平和业绩位于全市重点实验室的前 15%，该实验室被评为北京市优秀重点实验室。此外，还是北京师范大学、东北大学和北京工业大学兼职教授，博士研究生导师，中国科学院生物物理所脑与认知国家重点实验室学术委员会委员、北京师范大学认知神经科学与学习国家重点实验室学术委员会委员。

自 2002 年起连任 3 届（第 13~15 届）中国农工民主党中央委员会委员和中央医学委员会副主任，连任 2 届（第 10、11 届）中国农工民主党北京市委员会副主委，2003—2013 年任北京市第 12 和 13 届人大常委会常委，2013—2018 年任北京市第 13 届政协常委。2005 年获中共北京市委"为首都建设做出突出贡献的统一战线先进个人"称号，2014 年获全国工商联医药业商会"中国医院十大管理者和学科带头人"奖，2015 年获"全国阿尔茨海默病防治科学人物奖"。

专长心血管影像学、神经影像学和医学影像数字化及质量控制，已经正式发表文章 1 000 余篇，其中中文 900 余篇，SCI 收录英文论文 237 篇，累计影响因子超过 800，单篇最高影响因子 19.896，最高单篇文章被他引次数 483 次。连续 6 年被 Elsevier 列入中国高被引学者榜单，发表 SCI 文章被引用次数超过 10 000 次，H 因子 52。主编学术专著

19部,其中《心血管磁共振成像》《比较神经影像学》2部专著填补了国内空白,获国家出版基金资助再版。《北京市医学影像检查及图像资料共享指南》《CT和MRI对比剂使用不良反应的急救与处理》开启我国医学影像质量控制领域的先河。率先在北美放射学会(RSNA)、欧洲放射学会(ECR)、北欧放射学会、国际医学磁共振成像学会等具有国际影响力的年会上发言,在国际学术会议上交流论文300余篇,受邀在哈佛大学等著名大学或学术会议上做特邀专题报告15次。

承担完成国家和省部级研究课题(包括"863"项目和"973"分课题,国家自然基金委重点、国际合作和面上项目,北京市重点项目等)20余项,获得省部级奖励一等奖1项,二等奖4项、三等奖12项。

迄今为止,共培养(指毕业获得学位者)硕士研究生70名,博士研究生45名,出站博士后研究人员14名,其中获得全国优秀博士论文奖1名,提名奖2名,北京市优秀博士论文奖、首都医科大学优秀博士论文奖10名。上述人员中有一位国家自然基金委杰出青年获得者,2位优秀青年获得者,2位教育部跨世纪人才获得者,2位7部委联合评选的万人领军人才,5名北京市科技新星获得者,数位三级甲等医院的科室主任。

主编大学本科生用《临床影像学》教科书被列入国家"十一五"和"十二五"规划教材,被评为北京市精品教材,主讲课程被评为北京市精品课程,首都医科大学校级双语示范课程。主编英文教材 Medical Imaging,由高等教育出版社列入医学教育改革系列教材,于2014年出版。

自 2010 年起任《中国医学影像技术》杂志主编至今，2010—2018 年期间任 2 届(第 9、10 届)《中华放射杂志》副主编。此外，还担任国内《阿尔茨海默病及相关疾病杂志》《临床放射学杂志》《中国 CT 和 MRI 杂志》和《磁共振成像》杂志副主编，6 种杂志常务编委，16 种杂志编委。曾担任英文 *Clinical Imaging* 荣誉主编。

主要社会学术兼职

阿尔茨海默病防治协会(China Association for Alzheimer's Disease)，首任副会长(Vice president)

全球阿尔茨海默病神经影像行动计划(WW-ADNI)中国区(China-ADNI)总负责人(PI)

阿尔茨海默病防治协会影像专业分会主任委员

北京老年痴呆防治协会第 3 届理事长

国际心血管磁共振成像学会(CMR)中国区主席

中国医药信息学会北京生物医学工程专委会副主任委员

中国生物物理学会分子影像学专业委员会副主任委员

中国仪器仪表学会医疗仪器分会第 4 届理事

中国医学影像技术研究会第 5 届常务理事

中国医师协会放射医师分会常委(第 1、2 届)

国家医疗器械评审专家委员会医用放射影像设备评估中心委员(1998—2008 年)

卫生部卫生专业技术资格考试专家委员会委员(2000—2008 年)

卫生部人才交流中心"全国大型医用设备使用人员上岗资格考试专家委员会审题组专家，MRI 组组长"

中华医学会医学工程分会全国委员，中华医学会医学

工程分会数字医学影像工程与技术学组组长

中国图像图形学学会医学影像专业委员会副主任委员

北京神经科学学会理事

北京国际医药促进会监事长

北京海外联谊会第六届理事会理事

中国医疗保健国际交流促进会心血管磁共振分会主任委员

副主编简介

梁佩鹏,首都师范大学心理学院教授,博士生导师,美国卡内基梅隆大学、香港中文大学访问学者。学习与认知北京市重点实验室副主任,儿童脑发育创新团队负责人。研究方向为人脑推理的认知神经机制、人类脑图谱的构建及应用,以及上述研究在教育神经科学及神经精神疾病中的转化应用。

已发表SCI论文55篇(其中第一/共同第一/通讯作者31篇)。先后主持国家自然科学基金等十几项科研课题,作为研究骨干参加国家重点研发计划、欧盟第七框架项目等多项课题。先后获评为北京市青年拔尖团队负责人、北京市科技新星、北京市卫生系统高层次卫生技术人才学科骨干、首都医科大学宣武医院第二批"英才培养计划"人才工程第二层次(学术带头人)等称号。

任中华医学会影像技术分会全国青年委员、医学影像物理专委会副主任委员,中华医学会放射学分会分子影像专业委员会委员,中国医学影像整合联盟理事,神经影像专业委员会委员,中国康复医学会脑功能检测与调控康复专业委员会常务委员,中国人工智能学会脑科学与人工智能专业委员会委员,北京医学会放射技术分会常务委员。

PLOS ONE 学术编辑、Brain Informatics 编委、中文核心期刊《中国医学影像技术》编委。20多种国内外期刊审稿专家。

前　言

　　1982年大学毕业被分配到放射科工作,并非本人志愿,当时放射科医生的主要工作是X线透视和判读X线摄影图像、书写诊断报告,放射检查在临床医学中发挥的作用有限,放射科被称为辅助科室。但幸运的是,我赶上了影像学技术、设备快速发展的时代。先是计算机断层扫描(computed tomography,CT),然后是磁共振成像(magnetic resonance imaging,MRI)和数字减影血管造影(digital subtraction angiography,DSA),伴随攻读硕士和博士研究生的历程,学习掌握了这些新技术,实现了跨越式发展。

　　由于那时我国没有住院医师规范化培养制度,在中国医科大学两所附属医院完成住院医师培训,特别是硕士导师何芳显教授对我临床能力(尤其中枢神经系统疾病诊断)培养的要求十分严格,奠定了良好的工作基础,受益终生。博士研究生阶段以及毕业后在在刘玉清院士的指导下,我在中国医学科学院阜外医院经历了工作的磨炼,比较全面地掌握了心血管影像学的知识和技能。1994年调入首都医科大学宣武医院任放射科主任时,没有新型影像学设备,难以开展高水平研究工作。2002年10月,宣武医院引进1.5T MRI设备,随后带领研究团队应用MRI新技术开展临床和神经科学研究。毫无例外,我们使用的是国外脑功能分析和处理软件,当然所用脑模板也是来源于西方人的资料。在研究过程中我们发现,用国外模板会产生配准和分割误差,甚至把脑功能区标记到脑外,这就萌发了自己研发中国人脑图谱和脑模板的想法。

2006 年经调研后申报科技部"863"课题,计划完成课题后形成产品。由于想法比较超前,评审专家没有达成共识,最后科技部给了一个小额资助项目(50 万元经费)。中科院高能物理研究所陈霖院士于 2000 年左右开始进行功能磁共振成像(fMRI)研究时,曾经计划与宣武医院合作,因当时宣武医院 MRI 设备场强为 1.0T,不能开展脑功能研究,他们转与北京医院合作,但是我们一直保持联系。陈院士得知我的想法后表示支持,在他领衔的"973"项目中给予本课题 50 万元经费,这样凭借 100 万元经费使课题得以开展。

宣武医院联合一批大型三级甲等教学医院,开始启动课题计划,搜集 3 000 例健康志愿者。使用美国通用电器公司(GE)和德国西门子(Siemens)公司的 1.5T 设备。课题开始之前,首先请这两家公司的维修工程师对设备进行检测和校正,使设备质量符合欧盟和美国放射学院(ACR)的标准。志愿者按照年龄和性别分组,每个参加单位的任务都相同。因经费有限,仅给课题组成员发放一些劳务费,没有志愿者补偿费和机时费,招募的志愿者多数是医院职工及其亲朋好友。志愿者经常规体检、实验室检查、神经系统查体,询问相关患病和用药史后,再实施 MRI 头颅扫描。在大家的共同努力下,志愿者入组比较顺利,但是 60 岁以上组志愿者脑内完全正常者较少,导致大量已经实施 MRI 头颅扫描的志愿者被排除,使课题进度有所延缓。

由于没有组织多中心、大样本研究的经验,我们也走了一些弯路。例如,入组时 MRI 扫描质量把关不够严格,导致后期构建脑模板淘汰了较多志愿者的数据。至 2008 年末,志愿者搜集完成计划例数(3 000 例)。我们立即组织参加课题单位(又加上几所教学医院)抽调十余位硕士研究生来宣武医院放射科集中进行主要脑结构的测量研究,以获得中国汉族成人主要脑结构的正常参考值。研究生在北京的食宿费用由课题经费负担,历经约 1 年时间的测量研究,完成 20 余篇中文文章,并主要在《中华放射学杂志》和《中国医学影像技术》杂志组织的 2 期重点号发表。这些研究结果填补了国内关于脑结构正常参考值的空白,得到学术界和同行的关注和良好反响。

在以英文向国外杂志投稿时遇到困难。我们发现中国人与西方白种人脑结构有差异,但是审稿专家认为研究结果有种族歧视倾向,所以,文章未能在高影响因子杂志上发表。

在构建脑模板方面遇到的困难更大,以国内现行体制放射科内没有医学物理师、生物医学工程师、计算机专家等编制,我们虽然招到一名硕士学位的生物医学工程师,但是其能力有限。陈霖院士团队的学术水平虽然很高,但是具体合作伙伴不是此专业的专家,还要完成自己的本职工作,因此构建脑模板受阻,长期没有突破性进展。

一次参加学术会议认识了香港中文大学影像与介入放射学系医学影像计算研究中心的王德峰助理教授,得知他的团队曾经做过脑模板构建的尝试,但苦于没有数据。我们很快就达成合作协议,3个月内即得到中国成人脑模板,然后经过不断改进完善,我们已经建立网站(http://www.chinese-brain-atlases.org)实现免费下载,并编制一些小工具软件方便应用。虽然之前有几篇关于中国人脑模板的文章发表,但这是第一个可以真正实际应用的中国人脑模板。

回顾整个研发历程,感慨颇深。在此领域我们的学术眼界还是足够超前的,就起步而言,也在著名的美国脑连接组计划之前,但是实施过程曲折。值得欣慰的是我们终于完成中国人脑图谱构建,为我国脑科学、认知科学、神经科学研究、临床精神科、神经科和老年科疾病的临床研究奠定了重要基础,为进一步研发和完善脑模板也积累了宝贵经验。相信在下一代专家的努力下,一定会做得更好,取得更大的成绩。

李坤成

2019 年 7 月 9 日

目　录

第一章 脑图谱概论

　　众所周知,科学界有几个最主要的基本问题,例如,宇宙是如何产生的? 太阳系和地球是如何产生的? 生命是如何产生的? 人类的意识及智力是如何产生的? 而人类与其他动物的显著差别是思维和智力,毋庸讳言,脑是人类思维和智力的主要器官,科学界对脑的研究和探索一刻都没有停止过。

　　脑是人体最重要的器官,各种脑疾病严重影响人类健康和威胁人类生命。虽然人类对自身脑研究已经取得了很大进展,但是在正常人的心理、智力活动,以及儿童青少年学习记忆障碍、成年人神经精神异常及老年痴呆等影响全民身心健康的重大问题方面仍然存在巨大未知领域,成为人类科学研究和探索的热门课题。

　　研究正常人和病理状态下人脑内信息加工是当今国际医学领域研究的重大课题,在这些研究的过程中,将反映脑功能的神经信息融入含有结构信息的标准脑模板之中是必不可少的环节,进而在整体水平研究人类思维、意识起源奥秘,以及疾病发生发展的中枢神经系统机制,从系统水平研究脑、认识脑、保护脑和开发脑。因此,建立正常人含有结构和功能信息的"标准脑模板"(standard brain template)是全球"人类脑计划"的重要组成部分。

在由美国科学家启动"虚拟人"(virtual human)计划之后,韩国、中国、日本、德国、澳大利亚等国的科学家纷纷采用人体解剖和影像学的方法,应用组织切片、高精度、高分辨力光学照相、计算机体层扫描(computed tomography, CT)和磁共振成像(magnetic resonance imaging, MRI)扫描的方法,获取个体尸体标本的解剖结构数据,再应用计算机图形、图像技术,重建出人体全数字化三维模型,实现了人体解剖结构的数字化和可视化,其中包含人脑的三维图谱。

中国解剖学、生物医学工程和计算机专家合作也制造了自己的"虚拟人",与美国和韩国的"虚拟人"相比,中国的"虚拟人"选择标本更准确,切削方法更合理、切面更薄,能清晰地显示血管结构,看起来"有血有肉",使我国"人体管道铸型技术"处于国际先进水平。中国的"虚拟人"作为一个基础数据平台,可用于与人体结构有关的医学、航天、体育、军事、汽车、机械制造、艺术等多个领域,具有重大社会和经济价值。

尽管"虚拟人"的问世奠定了人体结构数字化、可视化和标准脑模板的基础,取得很大进步,但是其仅包含个别尸体形态结构的信息,缺乏人群的广泛代表性;尸体通过固定、冷冻等处理后,其结构必然与活体存在差异,没有活体的功能信息,应用"虚拟人"数据时,必须将之作为标准与活人数据进行精确配准,由于人类存在个体解剖差异,如何将这些数据集通过空间变换进行配准,以实现个体脑与标准脑的对应映射,还有待于进一步优化。

鉴于尸体标准脑模板(即脑图谱,brain atlas)存在的上述问题,国外一些学者开始进行活体三维数字化人脑图谱研究。德国汉堡研究小组、美国哈佛大学医学院的 Kikinis 分别对一例健康志愿者进行大脑 MRI 扫描,将所获 MRI 数据集与一个解剖标识数据集关联起来,再辅以三维可视化技术,获得一个高分辨力 MRI 脑模板(Kikinis, et al,1996)。由于 MRI 是无创伤、无射线辐射危害的成像方法,软组织对比度高,该模板被许多研究机构所应用。但是其数据仍然来源于单个个体,必然导致区域空间标准化的误差。

为此,由 17 个国家 80 个研究中心参加的脑图谱国际协会(international consortium for brain mapping,ICBM)计划,准备收集 7 000 例 18~90 岁正常和疾病患者的脑图像数据,以建立基于大多数人群的人脑概率图谱和参考系统(probabilistic atlas and reference system of the human brain)。加拿大蒙特利尔神经研究所(Montreal Neurosciences Institute,MNI)的 Evans 与 Collins 等基于 305 个正常受试者的 MRI 图像数据,建立了一个概率解剖脑图谱,但是其样本量相对较少,对其准确性和代表性有一定影响。

总之,脑图谱的构建和应用对脑与认知科学研究具有重要意义,脑图谱被认为是脑科学研究的基础条件(Mandalet al,2012)。借助于脑图谱,研究人员就可以比较或综合来自不同成像模态、不同大脑状态、不同实验室的脑成像结果(Evans et al,2012)。由于不同人群(按照年龄、性别、种族等)的大脑存在形态学差异(包括大脑的形状和尺寸),因而,迫切需要研发中国人自己的脑图谱以支持针对中国人群的脑和认知神经科学研究。

第一节 世界各国脑图谱介绍

一、塔莱拉什脑图谱

塔莱拉什(Talairach)脑图谱,又称为塔莱拉什空间,是一种人大脑的三维坐标系统,以图形标示大脑结构的位置,此图谱长期应用于脑功能成像研究,用于标识脑激活区。此坐标系最初于 1967 年由神经外科学家简·塔莱拉什(Jean Talairach)和盖勃·斯泽拉(Gabor Szikla)提出,系为神经外科手术服务的标准化网格系统,该网格系统的建立基于脑内的病变距离与大脑整体大小成比例的原理,即体积较大脑内部两个结构之间的距离更大。1988 年 *Talairach Atlas* 问世,由塔莱拉什和图尔努(Tournoux)共同完成,该图谱的数据来自一具 56 岁法国妇女尸体,应用布罗德曼分区(Brodmann areas)作为脑区的标签。

塔莱拉什坐标系统基准是前连合(anterior commissure,AC)与后连合(posterior commissure,PC)两个锚点间的连线。由于这两点位于大脑正中矢状面,该连线平面与水平面垂直。前连合是塔莱拉什坐标测距的起源点。y 轴在前联合的前 - 后方向,x 轴是左 - 右方向,z 轴在腹 - 背侧方向。一旦大脑在这些轴上重新定位,研究人员须勾勒出前、后、左、右、上、下 6 个方向的大脑轮廓。通过定义标准解剖标志,可以确定不同标志(如前、后连合),使来源于 MRI、正电子发射计算机体层显像(positron emission

4

tomography,PET)和其他影像学方法的个体图像更容易配准到塔莱什标准空间,再由脑图谱来推断脑区部位。塔莱什图谱还可以与其他脑图谱(如 MNI 图谱)进行变换。

二、蒙特利尔神经学研究所脑图谱

蒙特利尔神经学研究所(Montreal Neurological Institute,MNI)构建了一系列脑图谱,包括 MNI-305、MNI-152 和 MNI-452 等。在这些脑图谱中,应用最广泛的是 MNI-152,此标准脑图谱来自 152 名年轻成人的高空间分辨率脑 MRI 数据。与塔莱什图谱不同,MNI 图谱属于活体概率脑图谱。MNI 的研究者将这些大脑通过仿射转换后与 MNI-305 图谱进行对应,再将这 152 个大脑数据进行平均,得到了更为清晰、精确的脑图谱。MNI-152 是脑成像国际联盟(International Consortium for Brain Mapping,ICBM)推荐的脑 ICBM 模板,故也被称为 ICBM-152。

由于被脑成像国际联盟采纳,MNI-152 模板的应用最为广泛,是大多数神经影像软件包,如统计参数图(statistical parametric mapping,SPM;https://www.fil.ion.ucl.ac.uk/spm/)采用的默认模板。大多数神经影像软件包也都能将塔莱什坐标转化成 MNI 坐标,及将 MNI 坐标转化成塔莱什坐标。目前,国际上绝大多数的脑成像研究结果基于 MNI-152 脑图谱报告脑区坐标。随后,ICBM 又推出一个更具有代表性的模板:ICBM-452,将 452 个成年人大脑 MRI 图像通过转换与 ICBM-305 匹配之后的结果,但是目前 ICBM-452 的应用还不如 MNI-152 广泛。

三、其他脑图谱

应该指出的是，无论 MNI-305 还是 MNI-152/ICBM-152 模板，其清晰度均不够好。例如，MNI-305 数据来源于青年人（平均年龄 23.4 岁 ±4.1 岁），以男性为主（239 例）、女性仅 66 例，MRI 数据经线性变换被空间归一化到塔莱拉什空间。

为了得到更加清晰的脑图谱，MNI 对一位研究人柯林·福尔摩斯（Colin Holmes）进行 27 次大脑扫描，再将这些扫描数据与 MNI-305 进行配准，然后平均起来得到更加清晰和精确大脑图谱，称之为柯林 -27（Colin-27）脑图谱。目前，不少基于 MNI 脑图谱的神经成像结果图都是在柯林 -27 图谱上显示（图 1-1）。类似地，Lalys 等（2010）也使用单个被试进行多次 MRI 扫描并构建了法国人脑模板（French human brain template）。

韩国国立首尔大学医学院研究人员构建了韩国人脑图谱（Lee et al.，2005），搜集 78 位右利手正常志愿者，完成 MRI 检查，包括男性 49 例、女性 29 例，年龄 18~77 岁（平均 44.6 岁 ±19.4 岁），分为中青年（<55 岁，包括男 35 例、女 13 例）和中老年（>55 岁，包括男 14 例、女 16 例）两组。MRI 扫描应用通用电器公司 1.5T 设备（Signa，GE），三维 T_1 加权扰相梯度回波（3D T_1WI spoiled gradient recalled echo，3D-T_1WI-SPGR）脉冲序列，构建了与年龄、性别相关的脑图谱。但其仍有许多不足之处，比如，样本量小，男女性别数量不对称，年龄分组也不够合理。

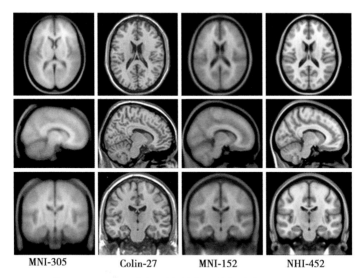

MNI-305　　　Colin-27　　　MNI-152　　　NHI-452

图 1-1　MNI 系列脑图谱：从左至右依次为 MNI-305、
Colin-27、MNI-152 和 NHI-452

第二节　已有脑图谱的不足

尽管已有许多工作尝试建立各种特点的人类脑图谱，但这些研究中仍存在一些不足。例如，塔莱拉什脑图谱的数据来源于一具法国妇女尸体，其代表性较差，虽然在应用时采取映射变换方法进行了适用性调整，但是其误差较大显而易见。该图谱假定脑结构为左右对称，因此标示前联合附近脑区较为精确，而对靠近大脑新皮层和高度非对称脑区（尤其大脑颞叶等）标识的准确性显著降低。MNI（ICBM）系列脑图谱数据来源于多个活体，但是绝大多数志愿者是白种人,而且主要是年轻人,考虑到脑结构、形态和体积等有随年龄增加发生改变的情况(从另外角度看是老化),MNI 系列脑图谱的存在抽样偏差,必然影响其准确性。总之,上述脑图谱主要有以下两大问题:

首先,人脑在不同表型之间具有高度的变异性。不同人群(如种族)的大脑形态、结构有差异,例如,包括中国人在内的黄种人与白种人的颅脑形状显著不同,中国人的头颅形状偏圆形,而白种人的头颅左右方向上较窄,前后方向上较长。尽管脑内具体某种脑结构是否存在形状、大小和体积等种族差异尚无定论,但已有研究表明存在这种差异,可能与遗传和环境因素有关。因此,在中国人群 MRI 研究中应用西方脑模板(如 MNI-152)进行分割和配准,可能会发生偏差(bias),甚至出现将脑激活区标记到脑外的情况。这说明目前通用的西方人脑图谱并不完全适用于中国人群。与之类似,其他人群的脑成像研究也存在这样的问题。

其次,已有的脑图谱均是静态的(static),没有捕捉到大脑图谱作为年龄和性别的函数(Takahashi 等,2011 年)。事实上,人脑形态结构是动态变化的。例如脑结构、形态和体积等均随年龄增加(从婴儿,儿童,青少年,成人至老年)而改变,特别是老年神经退行性疾病包括阿尔茨海默病(Alzheimer's disease,AD)和帕金森病(Parkinson's disease,PD)等,由于神经元的过度凋亡(死亡),在大脑形态学上会呈现比正常老化更为显著地脑萎缩改变。而以往研究针对不同年龄段、不同疾病状态均采用相同脑图谱(主要是 MNI-152)是不恰当的,可能会引起更多的偏差,甚至可能降低组间比较结果的敏感性。另外，人体无论结构还是功能都存在男女性别差异，大脑也不例外，因此，针对男女MRI数据采用相同的脑图谱，在一些场景下不是最优化状态，可能产生更多偏差。

第三节　本研究计划

脑是人体最重要的器官，各种脑疾病严重影响人类健康和威胁生命，研究正常人和病理状态下人脑结构和功能是当今国际科学界的重大课题，国际上启动"人脑计划"，建立正常"标准脑"为其重要组成部分。中国是一个人口大国，拥有大量国际一流的医学影像设备，每天进行大量脑结构检查和脑功能研究，数据量居世界首位，但是国内还没有正常人脑大样本数据库及脑内结构正常值，这是制约我国脑与认知科学研究进展的主要问题之一。

本研究计划的目的是建立活体中国汉族成人正常脑MRI图像数据库，获取脑内不同结构的正常值，建立中国人"数字标准脑图谱"，开发有自主知识产权的脑图像处理专业软件，提高我国脑研究的国际竞争力。具体如下：

1. 建立中国人活体正常成人脑MRI图像数据库，获得脑内不同结构的正常参考值，作为基础对照资料，有利于充分利用卫生资源，降低医疗成本，创建医学影像学新技术与新方法；对神经科学研究和脑疾病的诊断和鉴别诊断都具有重要意义及很高的社会、经济价值。

2. 建立中国人"标准脑模板"以纠正现用西方人脑

图谱的不足之处和不适用于中国人的问题,填补全球"人类脑计划"中无东方人标准脑的空白,为进一步将生理、病理和心理资料与标准结构脑进行整合,奠定必要的基础。

3. 开发有自主知识产权的脑图像专业处理软件,并形成产品,有助于提高我国的核心竞争力,替代进口产品能降低这些软件的价格,产生较大经济效益。

为此,本研究计划的主要内容包括(图 1-2):

1. 通过全国 15 家大型教学医院,按照统一指导手册规定的标准,活体采集 3 000 例男女性别各半、包含 18~75 岁不同年龄段的汉族正常成人脑 MRI 图像资料;

2. 建立脑 MRI 图像数据库,并可进行不同方式的检索;

3. 进行不同脑结构的测量研究,获得正常值(包括二维和三维数值);

4. 开发专业脑图像处理软件,并应用该软件对数据库中的图像进行分割、配准与融合等处理,建立中国汉族的"标准脑模板";

5. 将该中国人"标准脑模板"用于结构 MRI 或功能磁共振成像(functional MRI, fMRI)研究,并将结果与西方人脑图谱(包括 Talairach 图谱和 MNI-152 图谱)进行对比;

6. 不断优化该脑图像处理软件,在参与采集图像的大型医院使用,在应用中不断修改、完善软件的功能。

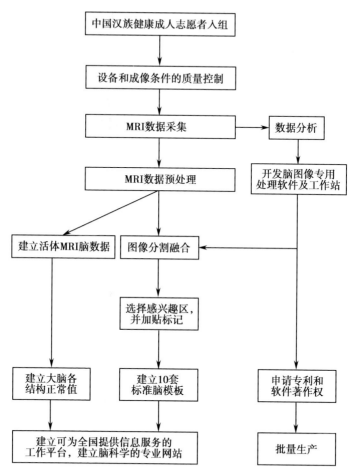

图 1-2　中国汉族成人"标准脑"构建技术路线

（李坤成　梁佩鹏）

11

参考文献

［1］ Talairach J, Szikla G. Application of Stereotactic Concepts to the Surgery of Epilepsy [J]. Acta Neurochir Suppl (Wien), 1980, 30: 35-54.

［2］ Evans A. MRI-PET correlation in three dimensions using a volume of interest (VOI) atlas [J]. Cereb blood Flow Metab, 1991, 11 (2); A69.

［3］ Collins DL, Peters TM, Dai W, et al. Model-based segmentation of individual brain structures from MRI data [J]. Visualization in Biomedical Computing, 1992: 10-23.

［4］ Tiede U, Bomans M Höhne KH, et al. A computerized three-dimensional atlas of the human skull and brain [J]. Am J Neuroradiology, 1996, 14 (3): 551-559.

［5］ Kikinis R, Gleason PL, Moriarty TM, et al. Computer-assisted Interactive Three-dimensional Planning for Neurosurgical Procedures [J]. Neurosurgery, 1996, 38 (4): 640-651.

［6］ Ackerman MJ. The Visible Human Project: a resource for anatomical visualization [J]. Proceedings Medinfo, 1998, 52 (part 2): 1030-1032.

［7］ Spitzer VM, Whitlock DG. The visible human dataset: the anatomical platform for human simulation [J]. The Anatomical Record (New Anat), 1998, 253 (2): 49-57.

［8］ Bankman IN and Morcovescu S. Handbook of Medical Imaging: Processing and Analysis Management [M]. Academic Press, 2000, 565.

［9］ Mazziotta J C, Toga A W, Evans A, et al. A probabilistic atlas and reference system for the human brain: International Consortium for Brain Mapping (ICBM)[J]. Brain Mapping the Methods, 2001, 356 (1412): 727-755.

［10］ Sonka M, Fitzpatrick JM, Masters BR. Handbook of Medical Imaging, Volume 2: Medical Image Processing and Analysis [J]. Optics & Photonics News, 2002, 13 (6): 50-51.

［11］ 张绍祥，王平安，刘正津，等 . 首套中国男、女数字化可视人体结构数据的可视化研究 [J]. 第三军医大学学报，2003, 25 (7): 563-565.

［12］ 钟世镇，原林 . 数字化虚拟人体数据获取的现状和对策 [J]. 南方医科大学学报，2003, 23 (6): 517-519.

［13］ 原林，黄文华，唐雷，等 . 虚拟中国人关键技术的研究 [J]. 解剖学报，2003, 34 (3): 225-230.

［14］ Yang GZ, Jiang T. Medical Imaging and Augmented Reality [M]. Springer, 2004, 179.

［15］ Pommert A, Höhne KH, Burmester E, et al. Computer-based anatomy a prerequisite for computer-assisted radiology and surgery [J]. Academic Radiology, 2006, 13 (1): 104-112.

［16］ Miller BL, Cummings JL. The Human Frontal Lobes: Functions and Disorders [M]. Guilford Press, 2007, 173.

［17］ Lazar, Nicole. The Statistical Analysis of Functional MRI Data [M]. Springer, 2008, 88.

［18］ Brent Vogt (4 June). Cingulate Neurobiology and Disease [M]. Oxford University Press, 2009, 4.

［19］ Poldrack RA, Mumford JA, Nichols TE. Handbook of Functional MRI Data Analysis [M]. Cambridge University Press, 2011, 17.

［20］ Toennies KD. Guide to Medical Image Analysis: Methods and Algorithms [M]. Springer, 2012.

第二章 构建脑图谱的 设计和实施过程

第一节　采集志愿者磁共振成像数据

一、课题起源和志愿者搜集

本研究最早是在国家科技部高技术研究发展计划（863计划）项目编号为：2006AA02z391和国家重点基础研究发展计划（973计划）子课题（2005CB522800，2004CB318101）资助下启动和开展的，后续也得到了国家自然科学基金项目等其他项目的支持。研究由首都医科大学宣武医院牵头，首都医科大学附属北京同仁医院、西安市中心医院、四川大学华西医院、山东省医学影像研究所、宁夏医科大学总医院、山西医科大学第一医院、大连医科大学附属第一医院、天津医科大学总医院、天津医科大学肿瘤医院、陆军军医大学西南医院、浙江大学第一附属医院、华中科技大学同济医学院附属协和医院、吉林大学中日联谊医院和汕头大学医学院第二附属医院，共15家大型教学医院共同参加数据采集。研究从2006年启动，到2015年底结束，完成了中国脑图谱的构建及示范应用及重要脑结构的正常参考值提取等,脑模板构建前后历时 10 年。

本研究获首都医科大学宣武医院伦理委员会批准,并在临床试验注册中心注册(注册号:ChiCTR-RNC-00000128)。所有志愿者在入组参加本研究之前均签署知情同意书。在项目实施之前,组织课题组成员多次研讨,在制定《建立活体中国成人数字标准脑指导手册》后,才正式开始大规模志愿者数据采集。

(一) 志愿者入组标准

所有被试均为右利手,男女之比为 1:1,并按照 18~30 岁、31~40 岁、41~50 岁、51~60 岁、61~75 岁进行分组,共分 5 个年龄组,每组包含 600 例健康志愿者,组内男女各半,各为 300 例。所有志愿者均经常规健康体检(包括体格检查、实验室化验检查、胸部 X 线和腹部超声检查)未见异常改变;经神经内科医生检查,志愿者无任何神经系统疾病的症状和体征;无吸毒、酗酒史;无家族遗传疾病史;无心脑血管和中枢神经系统疾病的症状和体征;无长期及近一年内服用能影响神经系统药物史。此外,磁共振成像(magnetic resonance imaging, MRI)扫描未发现任何脑内病变。

(二) 志愿者排除标准

(1)在磁共振扫描中发现任何脑内病变者;

(2)发现有神经系统疾病及家族遗传疾病者;

(3)发现吸毒、酗酒及依赖影响神经系统药物者;

(4)所采集 MRI 图像质量不合格者。

最终入组的志愿者来源于国内非高原地区的 20 个省、自治区和直辖市,总计搜集 3 000 例健康志愿者的数据。

二、磁共振成像数据采集

由于 MRI 属于无创伤、无射线辐射危害技术，在所有医学影像学技术中，其软组织对比度最高，是显示脑组织结构的最佳影像学方法。考虑超导型 1.5T 全身 MRI 扫描设备性能好、普及率高、扫描脉冲序列成熟可靠，因此，本课题统一选用该型设备（注：在 2006 年项目启动时，1.5T MRI 扫描仪具有这些优势）。在 15 家医院中，10 家应用通用电气公司的设备（GE Signa）、5 家医院应用西门子的机器（Magnetom Sonata 或 Avanto，Simense）完成脑 MRI 图像数据采集，所有设备均应用 8 通道相控阵线圈。

在采集 MRI 图像数据前，由 GE 或西门子公司和医院设备或医学工程科工程师共同对所用设备的系统状态和参数设置实施检测，保证所获 MRI 图像质量符合欧洲共同体和美国放射学院（American College of Radiology，ACR）标准。

磁共振成像采集脉冲序列包括：

自旋回波序列：常规横断、矢状位的 T_1 加权像（T_1 weighted imaging，T_1WI），T_2 加权像（T_2 weighted imaging，T_2WI），液体衰减反转恢复序列（fluid attenuated inversion recovery，FLAIR）。在上述脉冲序列图像显示脑内无任何异常后，再进行全脑 T_1 加权三维容积扫描。

西门子公司设备采用 T_1 加权三维磁化预备梯度回波脉冲序列（T_1WI three dimensional magnetization prepared rapid acquisition gradient echo sequences，T_1WI-3D-MP RAGE），扫描参数为：256×256mm 视野（field of view，FOV）；获取 192 层、1mm 层厚图像覆盖全脑；重复时间（repetition time，

TR)/回波时间(echo time,TE)/翻转时间(inversion time,TI)=
2 000/4~4.5/1 100ms；15°翻转角(flip angle,FA)；接收带宽(band
width):160Hz/像素；512×512×192矩阵；体素大小为1mm×
1mm×1mm。

GE公司机型采用 T_1 加权扰相梯度回波序列(3D T_1 WI
spoiled gradient recalled echo,D-T_1 WI-SPGR)进行扫描。
3D-T1WI-SPGR扫描参数为：FOV:260×260mm，获取180
层，1mm层厚图像；TR/TE/TI = 9~12/4.2~4.5/600ms；FA:
15°；接收带宽为19.2Hz/像素；256×256×192矩阵；体素
大小为1mm× 1mm×1mm。总扫描时间约25min。

第二节　构建数据库和图像预处理

一、专用数据库及测量软件系统研发

东北大学软件研究院为本项目组编制专用数据库以及
管理和测量软件系统，命名为脑医学图像数据库(medical
image database of brain,MIDOB)，用于存储数据和保存测量
结果，其架构见图2-1，系统设计见图2-2。

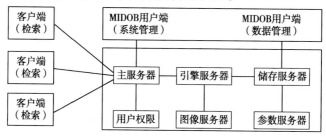

图2-1　脑图像数据库 MIDOB 系统架构

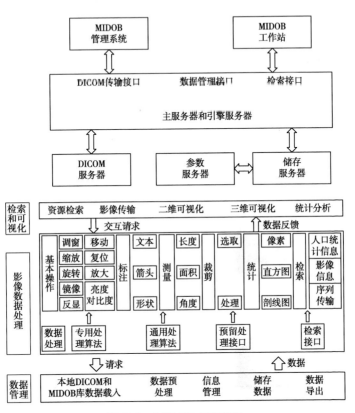

图 2-2 MIDOB 系统设计

该数据库及工作站的主要功能包括:存储海量数据、对数据库中数据进行人口统计学信息、临床信息和图像特征信息检索、图像数据的导入和导出。该系统能对检索到的图像数据进行后处理,例如进行二维和三维测量、分析和可视化处理等。数据库及检索系统与图像处理软件系统实现接口，图像处理专业软件能进行 DICOM 与其他图像格式的自由转换、虚拟内镜和局部透视处理，功能模块的提取与分析，信号强度规范化处理，能手动和全自动实施图像分割、配准和融合，图像三维重组、最大或最小信号强度投影（maximum or minimum intensity projection，MIP）、多平面重组（multiplane recombination，MPR）和曲面重组（curved planar reformation，CPR），实现图像的信号强度反转、边缘增强、纹理提取，以及其他处理功能（图 2-3、图 2-4）。

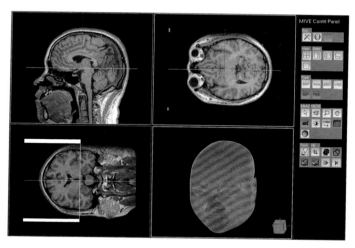

图 2-3　图像处理界面

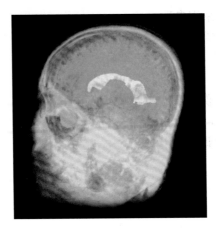

图 2-4　图像处理示例

显示单侧侧脑室（黄色部分）

二、MRI 图像质量控制及预处理

（一）图像质量控制

由于个体脑 MRI 图像的质量会影响脑图谱的质量，因此必须进行有效的数据质量控制。

本志愿者数据集来自全国不同区域（如南、北方）的汉族人群。数据由 15 家医院采集，志愿者来自全国 24 个省和直辖市，共计 3 000 例。尽管所用扫描仪的扫描参数固定，但仍有许多因素会影响图像质量，为此，进行了较为严格的质量控制。

首先，由有经验的研究人员检查数据完整性，并主观评估图像质量。若发现图像质量差，则当即予以剔除。尽管如此，最终构建脑模板时，还有 840 例由于信息缺失或图像质量问题而被弃用。

其次,采用自动噪音估计方法(Liu 等,2012)定量评估图像质量,通过设置噪音水平来筛除噪音过多的个体图像。构建脑模板时,还有 140 例因信号噪音水平过高而被删除。

本研究共搜集 3 000 例正常志愿者组成数据库,而最终仅 2 020 例被试数据用于构建脑模板,其中 1 081 例来自西门子设备(女性 559 人,平均年龄 44.3 岁,18~76 岁);939 例来自 GE 设备(女性 515 人,平均年龄 42.4 岁,18~74 岁)。

(二) 数据预处理

经过图像质量控制的数据主要以 DICOM 格式存储。创建脑图谱之前,MRI 图像通常经过一系列的预处理操作,步骤包括格式转换、去偏场、方向调整及去颅骨等。

1. 使用 MRIConvert(https://lcni.uoregon.edu/downloads/mriconvert)软件将 DICOM 格式转换为 Analyze 格式(包括 img 文件及头文件)。

2. 采用 N4ITK 软件对所采集的脑 MRI 图像进行偏差场校正(Tustison 等,2010)。

3. 重新定位脑 MRI 图像到 AC-PC 位置(图 2-5),并通过医学图像处理、分析和可视化软件(Medical Image Processing, Analysis and Visualization, MIPAV, NIH, USA)进一步对齐相同的大脑位置。

4. 采用英国牛津大学用于功能磁共振成像、核磁共振成像和 DTI 脑成像数据的综合分析工具库 FSL 软件包(FMRIB Analysis Group, Oxford, UK)中的 BET2 进行颅骨去除。保留小脑以保持脑的完整性。第 3 和第 4 两步预处理使得所采集的中国人脑 MRI 图像位于坐标空间的中心且头颅方向为正。

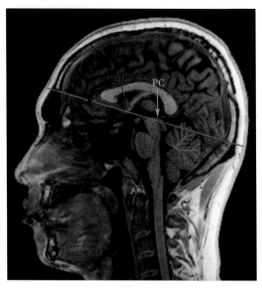

图 2-5　AC-PC 的位置示意图

红色箭头指 AC,绿色箭头指 PC,蓝色线为 AC-PC 位置

5. 进行灰度归一化,以校正因不同医院不同采集设备所致的信号强度分布差异。归一化处理具有较高的分辨率和信噪比,是因为其是基于脑模板 Colin-27(Holmes 等, 1998)进行的。采用直方图匹配方法将每个被试的直方图归一化到 Colin-27 的直方图之上。

另外,与后续采用弹性配准的层次属性匹配机制 (Hierarchical Attribute Matching Mechanism for Elastic Registration, HAMMER, https://www.med.unc.edu/bric/ ideagroup/free-softwares/fast-hammer/)(Shen 等, 2002)的配准方案相对应,进一步进行以下预处理:在完成上述第 4 步

处理后,采用 FSL 软件包的 FAST 算法进行组织分割,获得脑灰质(gray matter,GM)、白质(white matter,WM)和脑脊液(cerebrospinal fluid,CSF)的分割图像。采用 MIPAV,基于 HAMMER 给不同的组织分配特定的值,例如 WM = 250,GM = 150,ventricles(VN)= 50,CSF = 10。

(梁佩鹏　李坤成)

参考文献

[1] Bajcsy R, Lieberson R, Reivich M. A Computerized System for the Elastic Matching of Deformed Radiographic Images to Idealized Atlas Images [J]. Journal of Computer Assisted Tomography, 1983, 7 (4): 618-625.

[2] Lo C H, Don H S. 3-D moment forms: their construction and application to object identification and positioning [J]. Pattern Analysis & Machine Intelligence IEEE Transactions on, 1989, 11 (10): 1053-1064.

[3] Bookstein F L. Thin-Plate Splines and the Atlas Problem for Biomedical Images [J]. Biennial International Conference on Information Processing in Medical Imaging, 1991: 326-342.

[4] Thirion J P, Monga O, Benayoun S, et al. Automatic Registration of 3D Images Using Surface Curvature [J]. Proceedings of SPIE-The International Society for Optical Engineering, 1992, 1768: 206-216.

[5] Friston K J, Holmes A P, Worsley K J, et al. Statistical parametric maps in functional imaging: A general linear approach [J]. Human Brain Mapping, 1994, 2 (4): 189-210.

[6] Collins D L, Neelin P, Peters T M, et al. Automatic 3D Intersubject Registration of MR Volumetric Data in Standardized Talairach Space [J]. Journal of Computer Assisted Tomography, 1994, 18 (2): 192-205.

［7］ Gee J C, Barillot C, Briquer L L, et al. Matching Structural Images of the Human Brain Using Statistical and Geometrical Image Features [J]. Proceedings of SPIE-The International Society for Optical Engineering, 1994, 2359.

［8］ Joshi SC, Miller MI, Christensen GE, et al. Hierarchical brain mapping via a generalized Dirichlet solution for mapping brain manifolds [J]. Proceedings of SPIE-The International Society for Optical Engineering, 1995, 2573: 278-289.

［9］ Thompson P, Toga AW. A surface-based technique for warping three-dimensional images of the brain [J]. IEEE Transactions on Medical Imaging, 1996, 15 (4): 402-417.

［10］ Thirion JP, Ayache N. Application of an Automatically Built 3D Morphometric Brain Atlas: Study of Cerebral Ventricle Shape [J]. Visualization in Biomedical Computing Proc Vbc, 1996, 1131: 373-382.

［11］ Christensen GE, Rabbitt RD, Miller M I. Deformable templates using large deformation kinematics [J]. IEEE Transactions on Image Processing A Publication of the IEEE Signal Processing Society, 1996, 5 (10): 1435-1447.

［12］ Christensen GE, Joshi SC, Miller M I. Individualizing anatomical atlases of the head [J]. International Conference on Visualization in Biomedical Computing, 1996: 343-348.

［13］ Thirion JP. Non-Rigid Matching Using Demons [J]. IEEE Computer Society Conference on Computer Vision & Pattern Recognition, Cvpr, 1996.

［14］ Davatzikos C, Bryan N. Using a deformable surface model to obtain a shape representation of the cortex [J]. IEEE Transactions on Medical Imaging, 1996, 15 (6): 785-795.

［15］ Peters T, Davey B, Munger P, et al. Three-dimensional multimodal image-guidance for neurosurgery [J]. Medical Imaging IEEE

Transactions on, 1996, 15 (2): 121-128.

［16］ Goldszal AF, Davatzikos C, Pham DL, et al. An image-processing system for qualitative and quantitative volumetric analysis of brain images.[J]. Journal of Computer Assisted Tomography, 1998, 22 (5): 827.

［17］ Freeborough PA, Fox NC. Modeling Brain Deformations in Alzheimer Disease by Fluid Registration of Serial 3D MR Images [J]. Journal of Computer Assisted Tomography, 1998, 22 (5): 838.

［18］ Davatzikos C. Mapping image data to stereotaxic spaces: Applications to brain mapping [J]. Human Brain Mapping, 1998, 6 (5-6): 334-338.

［19］ Pham DL, Prince JL. Adaptive fuzzy segmentation of magnetic resonance images [J]. IEEE Transactions on Medical Imaging, 1999, 18 (9): 737-752.

［20］ Kyriacou SK, Davatzikos C, Zinreich SJ, et al. Nonlinear elastic registration of brain images with tumor pathology using a biomechanical model MRI [J]. IEEE Transactions on Medical Imaging, 1999, 18 (7): 580-592.

［21］ Liu JG, Chan FH Y, Lam FK, et al. A new approach to fast calculation of moments of 3-D gray level images [J]. Parallel Computing, 2000, 26 (6): 805-815.

［22］ Wang Y, Staib LH. Boundary finding with prior shape and smoothness models [J]. IEEE Transactions on Pattern Analysis & Machine Intelligence, 2000, 22 (7): 738-743.

［23］ Brejl M, Sonka M. Object localization and border detection criteria design in edge-based image segmentation: automated learning from examples [J]. IEEE Transactions on Medical Imaging, 2000, 19 (10): 973-985.

［24］ Chui H, Win L, Schultz R T, et al. A Unified Feature Registration

Method for Brain Mapping [J]. Lecture Notes in Computer Science, 2001, 2082 (2082): 300-314.

[25] Shen D, Herskovits E H, Davatzikos C. An adaptive-focus statistical shape model for segmentation and shape modeling of 3-D brain structures [J]. IEEE Transactions on Medical Imaging, 2001, 20 (4): 257-270.

[26] Davatzikos C, Genc A, Xu D, et al. Voxel-Based Morphometry Using the RAVENS Maps: Methods and Validation Using Simulated Longitudinal Atrophy [J]. Neuroimage, 2001, 14 (6): 1361-1369.

[27] Johnson H J, Christensen G E. Landmark and Intensity-Based, Consistent Thin-Plate Spline Image Registration [J]. International Conference on Information Processing in Medical Imaging, 2001: 329-343.

[28] Shen D, Moffat S, Resnick SM, et al. Measuring Size and Shape of the Hippocampus in MR Images Using a Deformable Shape Model [J]. Neuroimage, 2002, 15 (2): 422-434.

[29] Tre H L, Crivello F, Grassiot B, et al. Age-and sex-related effects on the neuroanatomy of healthy elderly [J]. Neuroimage, 2005, 26 (3): 900-911.

[30] Lee JS, Lee DS, Kim J, et al. Development of Korean Standard Brain Templates [J]. Journal of Korean Medical Science, 2005, 20 (3): 483-488.

[31] 李坤成, 陈楠. 建立中国正常成年人包含结构和功能标准脑的必要性 [J]. 中华放射学杂志, 2007, 41 (3): 325-326.

[32] 王星, 陈楠, 李坤成. 数字标准脑研究现状和进展 [J]. 中国医疗设备, 2008, 23 (7): 56-57.

[33] Kennedy KM, Erickson KI, Rodrigue KM, et al. Age-related differences in regional brain volumes: a comparison of optimized voxel-based morphometry to manual volumetry [J]. Neurobiology

of Aging, 2009, 30 (10): 1657-1676.

［34］Asami T, Hayano F, Nakamura M, et al. Anterior cingulate cortex volume reduction in patients with panic disorder [J]. Psychiatry & Clinical Neurosciences, 2010, 62 (3): 322-330.

［35］Roland PE, Graufelds CJ, Wǎhlin J, et al. Human brain atlas: For high-resolution functional and anatomical mapping [J]. Human Brain Mapping, 2010, 1 (3): 173-184.

［36］Ashburner J, Hutton C, Frackowiak R, et al. Identifying global anatomical differences: Deformation-based morphometry [J]. Human Brain Mapping, 2010, 6 (5-6): 348-357.

［37］李坤成, 陈楠, 王星. 构建中国人数字化标准脑 [J]. 中国医学影像技术, 2010, 26 (9): 1605-1606.

［38］李坤成, 陈楠, 王星. 重视中国汉族正常成人数字标准脑的研究 [J]. 中华放射学杂志, 2010, 44 (6): 565-567.

第三章 脑图谱的构建

第一节 脑图谱构建的
一般流程

脑图谱的建立一般包括两步:图像配准和脑图谱构建。

1. 图像配准 构建脑图谱时需要将脑 MRI 图像配准到一个标准脑图像,使所有图像标准化到同一个空间。标准脑初始图像的选取有三种方法:

(1)选取(随机或挑选)某个被试的脑图像作为标准脑初始图像;

(2)从已有标准脑图谱数据库中选取初始图像;

(3)线性配准后与标准人脑图谱匹配最佳的脑图像作为标准脑初始图像(Mandal 等,2012)。

之后将所有用于构建脑图谱的脑图像与选取的标准脑初始图像进行配准。MNI-152 和 MNI-305 脑图谱的构建就是用线性变换进行配准(Mazziotta 等,2001;Maintz 等,1998);ICBM-452 脑图谱创建的 Air-12 版本是将 452 幅人脑图像通过仿射变换而成(Lalys 等,2010)。由于线性配准只是将图像大致对齐,通过线性变换创建的脑图谱一般脑结构的细节都比较模糊,为了得到包含更多细节、结构更为清晰的脑图谱,许多研究者提出非线性配准方法。由于非线性配准方法更为精确,因而生成的脑图谱能提供更多皮层上的细节信息,如 ICBM-452 的 warp-5 版本(Lalys 等,2010)。

因此,一些更为先进的非线性配准方法用于脑图谱的创建。一类是微分同胚方法。例如,为解决图谱选取初始图像时引入偏差这一问题,Xie 等人提出基于微分同胚的方法建立无偏图谱,用两岁儿童的 MRI 数据构建了无偏图谱和概率图谱(Xie 等,2013)。Joshi 也用微分同胚映射方法构建了皮质脑沟图谱(Joshi 等,2010)。Schuh 用微分同胚配准构建 4D 脑图谱和生长模型,用相反一致性变换的 Log-Euclidean 方法,更好地代表平均形态(Schuh 等,2014)。

还有一类是图像集配准方法。图像集配准可以构建无偏模板,常用的图像集配准方法是迭代计算组的均值图像,再进行配准。但是均值图像一般较为模糊,细节缺失,在一些应用图像集配准过程中保持组平均图像的清晰度有重要意义,为此,Wu 等人提出了一种 SharpMean 方法,在配准时采用自适应权重策略;同时,应用基于树的配准,提高每个对象的配准精确度,在每一次配准时都用最小生成树来保证配准结果的鲁棒性(Wu 等,2011)。为了解决图像之间有大形变这一问题,伦巴埃(Lombaert)提出一种新的图像谱集 Log-Demons 框架,通过扩展对称 Log-Demons 算法,模板的构建可以与图像集配准同时进行(Lombaert 等,2012)。

2. 脑图谱构建 基于与标准脑图像配准后的脑图像，脑图谱构建的一种简单、直接的方法就是对所有配准后的脑图像进行平均，可以直接取平均或加权取平均。

MNI-152、MNI-305 和 ICBM-452 都是将配准后的图像取平均获得脑图谱。这种做法将所有图像都用来构建图谱可增加图谱的细节信息，但也会引入噪声，使图谱中有关结构模糊不清。

Shi 等人提出基于字典学习的方法（Shi 等，2012）构建脑图谱。用少量图像块，而不是所有图像，来稀疏表示图谱中的每一块，可以展示更多细节。采用基于块的稀疏表示方法，利用局部稀疏表示，可以在图谱上展现许多解剖细节。同时，由于对组结构的约束和重叠块的使用，可以确保相邻块之间的解剖连续性（Shi 等，2012）。他们通过该方法用 73 名婴儿的 MRI 图像构建无偏的新生儿脑图谱，结果表明该方法可以增强脑图谱的质量，因为它可以发现更多的解剖细节。

而无偏微分同胚算法构建的模板也会比较模糊，因为图像集配准算法不能保证全局最优解。考虑到图像清晰度以及旋转不变性，Xie 等人引入了商空间的流形学习，用不变矩阵扩展流形学习方法，用流形结构将图像分成更均匀的子集，每个子集都能用一个模板图像表示（Xie 等，2013）。他们提出一个两步算法：用无监督或半监督方法将输入图像分成亚组；在每个亚组用公式表示一个凸优化问题来定位模板。结果表明，通过该方法建立的模板不仅发现了不同年龄组的脑结构变化，也保留了重要的结构细节（Xie 等，2013）。

总的来说,目前脑图谱构建是脑与认知科学研究的一个前沿活跃子领域,尚没有最优的方案,许多研究从不同的角度进行方法上的改进。

第二节　前期构建中国人脑图谱的尝试

在完成数据搜集之后,我们尝试构建中国人脑图谱(Wang et al.,2013)作为前期的尝试,我们采用传统方案,即挑选某个被试的脑图像作为初始标准脑图像,进而进行配准构建中国人脑图谱。为了保证数据质量和一致性,仅使用来自西门子设备的1 000例被试。

在数据处理之前,先计算所有个体的脑容量。在每个年龄和性别分组中,选取一个体积接近平均体积、大脑结构完整且全局对称的个体大脑图像作为初始模板。每个年龄和性别分组的模板由两名经验丰富的放射科医生和两名影像专家选择。在此过程中,使用 MIPAV 软件显示大脑图像的三个截面视图,即横位、冠状和矢状视图。在预处理步骤中,随着 AC-PC 的重新定位,每个大脑的长度、宽度和高度可以直接被测量。这些测量结果被用来选择 40 个与平均图像偏差最小的被试作为初始最佳目标脑图像的候选者。然后,由经验丰富的放射科医生和影像专家一起选择 20 个最佳大脑图像作为 10 个年龄和性别分组的初始模板。选择两个最佳的大脑图像作为初始模板,然后,重复进行两次配准处理,即每个最佳大脑图像进行一次。

为了将各个年龄组中的每个图像与选定的模板对齐，我们使用了由华人学者沈定刚教授发明弹性配准的层次属性匹配机制（hierarchical attribute matching mechanism for elastic registration, HAMMER）算法。HAMMER 使用了两种新策略来提高配准性能。首先，为图像中的每个体素定义一个属性向量，即一组几何矩不变量（GMIs），以反映该体素周围局部图像的基本结构信息。使用属性向量有助于区分图像的不同部分，并可以在欲配准的两个图像之间建立解剖联系，从而减少陷入局部极小值的可能性，可减少配准失败。其次，采用分层配准策略对图像进行逐步配准。特别是 HAMMER 使用具有独特属性向量的体素来指导初始配准，而其他体素只需通过形变场的插值就可以简单完成配准。随着配准的进行，越来越多的不具有独特属性向量的体素被包括进图像配准中。这进一步完善了配准结果。利用这两种新策略，该算法能够对图像进行高精度的配准和结构信息锐化。

选择初始模板后进行第一次配准。同一年龄组的所有其他脑图像样本（N-1）都配准到初始模板上。配准是针对一组中的所有图像数据进行的。在第一次配准后，对所有脑图像样本的形变场进行平均估计，生成一个平均形变场。然后使用此平均形变场将当前模板转换为形变模板。这通过使用计算得到的局部和全局仿射变换对位移场进行分层细化来实现。

在第一次配准后，选择最接近该形变模板的单个脑图像样本作为新模板，并根据组内的所有图像数据重复进行如上所述的配准过程。这个过程一直进行到整个过程收敛为止。通过这样做,所有大脑图像最终标准化到它们的几何中心,然后进一步平均生成一个平均的大脑图谱。生成的脑图谱如图 3-1 所示。并将中国人图谱与 MNI 脑图谱进行比较(图 3-2)。

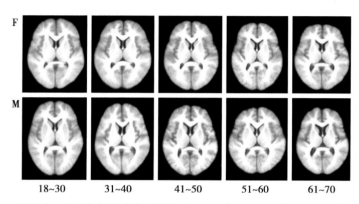

图 3-1　五个年龄段(18~30 岁、31~40 岁、41~50 岁、51~60 岁及 61~70 岁)成年男性和女性的脑图谱

F:女性,M:男性

但是,这种方法构建的脑图谱还存在一些不足。尤其是此方法会导致标准脑图谱受初始个体脑的影响而出现偏差。从图 3-1 可以看出,不同性别及年龄分组的脑空间均不相同,故此脑图谱难以实际使用。

因此,在这一尝试的基础上,我们采用更优化的脑图谱构建方案,并将全部数据用于构建中国人脑图谱。

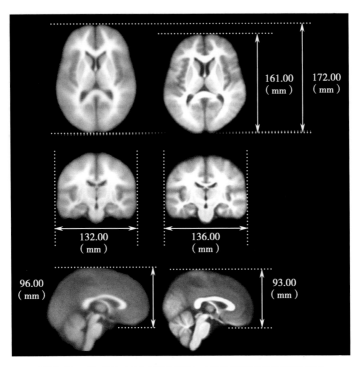

图 3-2 生成的中国人脑图谱与 MNI 脑图谱的形状比较
左图：MNI 的西方人脑图谱左右径窄，前后径长，上下径深；
右图：中国成人脑图谱

第三节 中国脑图谱 Chinese2020 的构建

1. 图像配准 脑图谱构建的一个重要步骤就是通过图像配准达到不同个体的图像空间归一化。图像配准的准确度很大程度上影响了脑图谱的清晰度和准确性。线性配准和低自由度的非线性配准无法准确估计不同个体之间的差异性,因此,我们采用高自由度及高精度、基于微分同胚形变的非线性配准方法。

为减少背景噪声影响,提高收敛速度,我们设计了带掩模(mask)的非线性配准方法,即在参考图像空间利用脑提取算法提取出脑组织区域,在此区域制作一个脑掩模。在个体图像与参考图像进行非线性配准时,只计算掩模内体素的匹配。这一方法可以减少在配准过程中由于背景噪声的影响导致收敛缓慢或是陷入局部最小化的可能性。

2. 脑图谱构建过程 根据采集数据对象的年龄,20~70岁被试每隔5岁创建一个三维结构脑图谱,对每个年龄段的个体脑图像,进行被试间线性配准(inter-subject linear registration),使所有图像位于相同脑空间。此处的图像配准采用 ANTS 软件中的 SyN 算法实现(Avants 等,2008)。为降低背景噪声对配准效率的影响,在配准过程中使用了脑掩模,仅针对掩模内的体素进行计算。

在图像配准完成后,基于标准化的个体脑图像生成临时脑模板。为使脑图谱能够反映特定年龄群体的特点,并且脑图谱在时间空间上能平滑变化,采取基于核回归的权重式平均图谱算法代替传统的简单平均图谱算法。每个脑图谱能在一定程度上准确反映该年龄段群体的特点,将利用每个个体的年龄计算该个体在脑图谱创建中的权重。与脑图谱年龄相符合的个体权重大,而与脑图谱年龄越相差越大的个体权重越小。这样的核回归权重设计方法可以减少由于个体年龄分布不均匀带来的偏差。

在分别构建不同年龄段的12个脑图谱后,采用群组图像配准方式建立一个公共的脑标准空间。这一脑空间即为最终的中国人脑标准空间,同时获得适用于所有年龄段人群的脑图谱,命名为 Chinese2020。

对于不同年龄段被试,再进一步区分男女,分别构建脑图谱。因为许多文献提示,大脑形态学特征存在显著的性别差异,而且此脑结构的性别差异可能与大脑工作效率、男女不同的认知优势有关。

当计算资源允许时,基于上述方案可以定制生成任意年龄的脑图谱,即针对某一临床应用和脑科学研究的患者或研究对象的年龄及性别,有针对性地定制脑图谱。用户仅需在线提交需求,中国人脑图谱网站即可在后台运行并提供所需脑图谱,这一定制的脑图谱与 Chinese2020 位于相同的脑空间。目前限于计算和存储资源,这一功能尚未提供在线服务。本章上述工作是与香港中文大学影像与介入放射学系合作完成。

(梁佩鹏　石　林　李坤成)

参考文献

［1］Collins DL, Neelin P, Peters TM, et al. Automatic 3D Intersubject Registration of MR Volumetric Data in Standardized Talairach Space [J]. Journal of Computer Assisted Tomography, 1994, 18 (2): 192.

［2］Roland PE, Zilles K. Brain atlases-a new research tool [J]. Trends in Neurosciences, 1994, 17 (11): 458.

［3］Holmes CJ, Hoge R, Collins L, et al. Enhancement of MR Images Using Registration for Signal Averaging [J]. J Comput Assist Tomogr, 1998, 3 (3): 324-333.

［4］ Mazziotta, Evans, CA, et al. A Four-Dimensional Probabilistic Atlas of the Human Brain [J]. J Am Med Inform Assoc, 2001, 8 (5): 401-430.

［5］ Rex DE, Ma JQ, Toga AW. The LONI Pipeline Processing Environment [J]. Neuroimage, 2003, 19 (3): 1033-1048.

［6］ Smith SM, Jenkinson M, Woolrich MW, et al. Advances in functional and structural MR image analysis and implementation as FSL [J]. Neuroimage, 2004, 23 (Suppl 1): S208-S219.

［7］ Lee JS, Lee DS, Kim J, et al. Development of Korean Standard Brain Templates [J]. Journal of Korean Medical Science, 2005, 20 (3): 483-488.

［8］ Zhuang AH, Valentino DJ, Toga AW. Skull-stripping magnetic resonance brain images using a model-based level set [J]. Neuroimage, 2006, 32 (1): 79-92.

［9］ Ashburner J. A fast diffeomorphic image registration algorithm [J]. Neuroimage, 2007, 38 (1): 95-113.

［10］ Bearden CE, van Erp TGM, Dutton RA, et al. Mapping Cortical Thickness in Children with 22q11. 2 Deletions [J]. Cerebral Cortex, 2007, 17 (8): 1889-1898.

［11］ Yeo BTT, Sabuncu MR, Desikan R, et al. Effects of Registration Regularization and Atlas Sharpness on Segmentation Accuracy [J]. Med Image Comput Comput Assist Interv, 2007, 10 (Pt 1): 683-691.

［12］ Kazemi K, Moghaddam HA, Grebe R, et al. A neonatal atlas template for spatial normalization of whole-brain magnetic resonance images of newborns: Preliminary results [J]. Neuroimage, 2007, 37 (2): 463-473.

［13］ Shen D. Image registration by local histogram matching [J]. Pattern Recognition, 2007, 40 (4): 1161-1172.

［14］ Qiu A, Younes L, Miller MI, et al. Parallel transport in diffeomorphisms distinguishes the time-dependent pattern of hippocampal surface deformation due to healthy aging and the dementia of the Alzheimer's type [J]. Neuroimage, 2008, 40 (1): 68-76.

［15］ Avants BB, Epstein CL, Grossman M, et al. Symmetric diffeomorphic image registration with cross-correlation: Evaluating automated labeling of elderly and neurodegenerative brain [J]. Medical Image Analysis, 2008, 12 (1): 26-41.

［16］ Hua X, Leow AD, Parikshak N, et al. Tensor-based morphometry as a neuroimaging biomarker for Alzheimer's disease: An MRI study of 676 AD, MCI, and normal subjects [J]. Neuroimage, 2008, 43 (3): 458-469.

［17］ Vercauteren T, Pennec X, Perchant A, et al. Diffeomorphic demons: Efficient non-parametric image registration [J]. Neuroimage, 2009, 45 (1): S61-S72.

［18］ Lalys F, Haegelen C, Ferre J, et al. Construction and assessment of a 3T MRI brain template [J]. Neuroimage, 2010, 49 (1): 345-354.

［19］ Joshi SH, Cabeen RP, Sun B, et al. Cortical Sulcal Atlas Construction Using a Diffeomorphic Mapping Approach [J]. Med Image Comput Comput Assist Interv, 2010, 13 (1): 357-366.

［20］ Tustison NJ, Avants BB, Cook PA, et al. N4ITK: improved N3 bias correction [J]. IEEE Transactions on Medical Imaging, 2010, 29 (6): 1310.

［21］ Hamm J, Ye DH, Verma R, et al. GRAM: A framework for geodesic registration on anatomical manifolds [J]. Medical Image Analysis, 2010, 14 (5): 633-642.

［22］ Jia H, Wu G, Wang Q, et al. ABSORB: Atlas building by Self-Organized Registration and Bundling [J]. Computer Vision &

Pattern Recognition, 2010, 51 (3): 1057-1070.

［23］ Wang Q, Chen L, Yap PT, et al. Groupwise registration based on hierarchical image clustering and atlas synthesis [J]. Human Brain Mapping, 2010, 31 (8): 1128-1140.

［24］ Gerber S, Tasdizen T, Fletcher P T, et al. Manifold modeling for brain population analysis [J]. Medical Image Analysis, 2010, 14 (5): 643-653.

［25］ Wu G, Jia H, Wang Q, et al. SharpMean: Groupwise registration guided by sharp mean image and tree-based registration [J]. Neuroimage, 2011, 56 (4): 1968-1981.

［26］ Avants BB, Tustison NJ, Song G, et al. A reproducible evaluation of ANTs similarity metric performance in brain image registration [J]. Neuroimage, 2011, 54 (3): 2033-2044.

［27］ Jia H, Yap P, Wu G, et al. Intermediate templates guided groupwise registration of diffusion tensor images [J]. Neuroimage, 2011, 54 (2): 928-939.

［28］ Mandal PK, Rashima M, D. D I, et al. Structural Brain Atlases: Design, Rationale, and Applications in Normal and Pathological Cohorts [J]. Journal of Alzheimers Disease, 2012, 31 Suppl 3 (4): S169.

［29］ Shi F, Wang L, Wu G, et al. Atlas Construction via Dictionary Learning and Group Sparsity [J]. Med Image Comput Comput Assist Interv, 2012, 15 (Pt 1): 247-255.

［30］ Lombaert H, Pennec X, Peyrat JM, et al. Groupwise Spectral Log-Demons Framework for Atlas Construction [J]. Medical Computer Vision, 2012: 11-19.

［31］ Xing W, Nan C, Zuo ZT, et al. Probabilistic MRI Brain Anatomical Atlases Based on 1, 000 Chinese Subjects [J]. Plos One, 2013, 8 (4): e50939.

［32］ Liu X, Tanaka M, Okutomi M. Noise level estimation using weak textured patches of a single noisy image [M]. IEEE International Conference on Image Processing, 2013.

［33］ Xie Y, Ho J, Vemuri B C. Multiple Atlas Construction From A Heterogeneous Brain MR Image Collection [J]. IEEE Transactions on Medical Imaging, 2013, 32 (3): 628-635.

第四章　中国人脑图谱

第一节　中国人脑图谱 Chinese2020

我们构建了中国人脑图谱 Chinese2020,并给出了灰质、白质、脑脊液的概率图,如图 4-1 所示。

由于样本量较大(且来自全国各地),因而,所获得脑图谱的信噪比和统计强度均较高,避免因样本量较小所致的偏差,可较好地反映中国汉族人群的大脑形态学特征。

与国外脑图谱不同,我们还构建了"动态"脑图谱,理论上可以获得任意年龄段的脑图谱。鉴于实际运算能力和存储空间等因素的限制,并考虑到实际使用方便,我们构建了不同年龄段的 12 个中国人概率脑图谱(20、25、30、35、40、45、50、55、60、65、70 和 75 岁),见图 4-2。因此,在研究工作中,可以基于实验组的具体被试年龄,选用"年龄匹配"的脑图谱。所有脑图谱均属于相同的脑空间,因而这一"动态"脑图谱可适用于更广泛的场景,尤其脑老化研究。

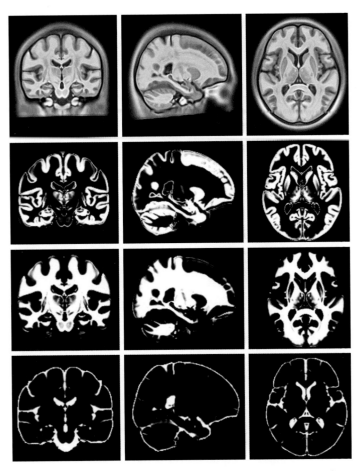

图 4-1 中国人脑图谱 Chinese2020 及灰质、白质、脑脊液概率图
第一排总概率图,第二排脑灰质概率图,第三排脑白质概率图,
第四排脑脊液概率图

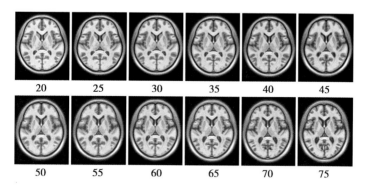

图 4-2　不同年龄段中国成人脑图谱

　　AC-PC 线距离、大脑长度、宽度、高度,以及相应的宽/长比、高/长比、高/宽比等指标可直观地反映脑图谱的形状和大小。因此,我们测量了中国人脑图谱及其他脑图谱的这些指标,并进行比较,见图 4-3 和表 4-1。

　　与其他基于西方人的脑图谱相比(包括 MNI-152、ICBM-305、ICBM-452、Talairach、Colin-27 及 French2009),Chinese2020 的大脑长度和高度值均较小,而宽度相当,因此看起来较圆。与 Chinese56 相比,Chinese2020 在长、宽、高三个方向上测量值均较小(尤其长度和宽度),而高/宽比和 AC-PC 线距离的测量值基本相同。

　　我们定义了新的中国人标准脑空间及相应的坐标系统。并进一步定义了 Chinese2020 坐标与 MNI 坐标的变换关系,如图 4-4 所示,具体见公式 4-1:

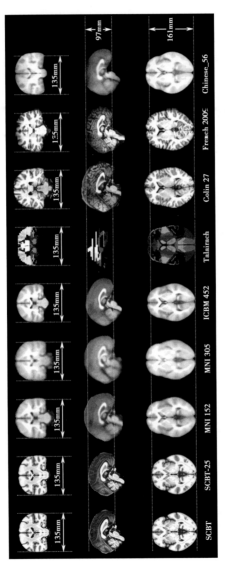

图 4-3 Chinese2020 与其他脑图谱形状和径线的比较

表 4-1　Chinese2020 与其他脑图谱的比较

测量值 / mm	Chinese 2020	SCBT- 25	MNI- 152	MNI- 305	ICBM- 452	Talairach	Colin- 27	French (2009)	Chinese_ 56
AC-PC 距离	26	26	28	28	28	–	27	27	26
长度	161	159	177	176	172	170	177	173	171
宽度	135	138	138	135	130	137	141	144	144
高度	97	97	109	108	103	98	113	100	101
宽 / 长比	0.84	0.87	0.78	0.77	0.76	0.81	0.80	0.83	0.84
高 / 长比	0.60	0.61	0.62	0.61	0.60	0.58	0.64	0.58	0.59
高 / 宽比	0.72	0.70	0.79	0.80	0.79	0.72	0.80	0.69	0.70

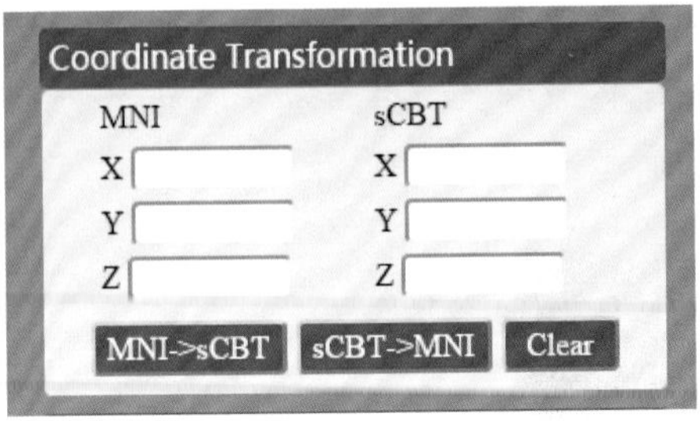

图 4-4 MNI 坐标与 Chinese2020 坐标的转换

Chinese2020 $= (x, y, z) \times$ mni2cbt

mni2cbt $=$

$$
\begin{bmatrix}
0.960\,3 & 0.008\,5 & 0.01 \\
0.004\,3 & 0.905\,8 & -0.085\,9 \\
-0.004 & 0.070\,6 & 0.882\,9
\end{bmatrix}
$$

MNI $= (x, y, z) \times$ cbt2mni

cbt2mni $=$

$$
\begin{bmatrix}
1.041\,3 & -0.008\,8 & -0.012\,6 \\
-0.004\,2 & 1.095\,8 & 0.106\,6 \\
0.007\,9 & -0.087\,7 & 1.124
\end{bmatrix}
\qquad 公式\,4\text{-}1
$$

这样,在报告基于中国人脑图谱分析得到的结果时,可以同时报告两种坐标,以便与既往研究无缝衔接。

参照蒙特利尔神经研究所提供的自动解剖标记(anatomical automatic labeling, AAL)脑区体系,我们也定义了 Chinese2020 的脑区标记(图 4-5)。

这样,我们构建的中国人脑图谱实际上是一整套"解决方案",包括模板文件、灰白质及脑脊液概率图、坐标系统及脑区标记。这样,对于中国人群的影像学研究,使用中国人脑图谱在图像分割及配准过程中所获得的优势(与使用西方人脑图谱相比)可以最大程度地保留下来。

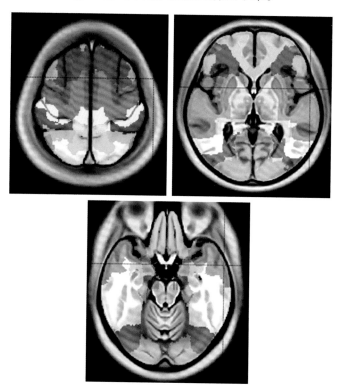

图 4-5 Chinese2020 相对应的 AAL 脑区标记图

根据调研,这是第一个真正可实际使用的中国人脑图谱。新构建的中国人脑图谱 Chinese2020 及 12 个不同年龄段的脑图谱已可免费下载使用:http://www.chinese-brain-

atlases.org。同时,如何使用这一脑图谱的手册(PPT 形式)
也可在线下载。

第二节　中国人脑图谱 Chinese2020 的验证

　　脑图谱的两个典型用途是图像配准和图像分割,前者
主要指不同模态图像配准到标准脑图谱;后者还包括脑灰、
白质及脑脊液的分割,或基于脑图谱的不同脑结构(如海
马、丘脑等)分割。

　　为检验中国人脑图谱 Chinese2020 的有效性,我们针
对上述两个用途设计实验,进行定量分析,并与西方人脑图
谱(MNI-152)进行比较。

一、图像配准

　　选择未用于构建脑图谱的 10 名中国成人被试的结构
MRI 数据(男女各 5 名,平均年龄 27.8 岁 ±2.8 岁)分别配准到
中国人脑图谱:Chinese2020 和 SCBT-30 上,后者是 30 岁的中
国人脑图谱,并与配准到 MNI-152 图谱的结果进行对比分析。

　　定量比较配准到三种脑模板的形变,使用配对 t 检验
对 AC-PC 距离、大脑长、宽、高及宽长比、高长比、高宽比进
行统计学分析,以评价中国人脑图谱和 MNI-152 用于图像
配准的效果。

　　结果发现:与配准到 MNI-152 相比,配准到两个中国
脑图谱(Chinese2020 和 SCBT-30)的大脑形状和大小形
变更小。深入分析,与配准到 Chinese2020 相比,配准到
SCBT-30 的形变更小(表 4-2)。

表4-2 10名被试配准到Chinese2020、SCBT-30及MNI-152后的形状、大小的差异

测量值/mm	原始脑图像	配准到MNI-152	配准到Chinese2020	配准到SCBT-30	p1	p2	p3
AC-PC距离	25.51±1.12	29.20±0.98	26.00±1.26	25.41±1.28	<0.001*	0.443	0.877
长度	149.60±7.02	173.60±5.04	156.00±3.58	154.60±2.54	<0.001*	0.011	0.076
高度	114.20±4.47	121.60±2.33	114.40±5.04	115.80±2.27	0.003*	0.913	0.408
宽度	137.30±6.31	137.60±2.80	133.40±2.01	134.60±2.20	0.914	0.107	0.319
宽/长比	0.92±0.06	0.79±0.03	0.86±0.02	0.87±0.02	<0.001*	0.003*	0.020
高/长比	0.77±0.05	0.70±0.03	0.73±0.04	0.75±0.02	0.002	0.075	0.376
高/宽比	0.83±0.04	0.88±0.02	0.86±0.04	0.86±0.03	0.016	0.250	0.159

p1是原始大脑与配准到MNI-152后大脑测量量差异的统计学评价,p2是原始大脑与配准到Chinese2020模板后测量值差异的统计学评价,p3是原始大脑与配准到SCBT-30模板后测量值差异的统计学评价,*:p<0.01,为有显著性差异的阈值

这一结果提示:对中国人群的脑成像数据,应用中国人脑图谱(尤其年龄与研究组匹配的脑图谱)的配准效果更好。

二、图像分割:海马分割

基于脑图谱的海马分割是海马自动分割中广泛使用的一种方法(Pipitone et al,2004;van der Lijn et al,2008),如图4-6所示。鉴于严重影响人民群众生活和疾病:颞叶癫痫和阿尔茨海默病(Alzheimer's disease,AD)都需要定量评估海马体积是否萎缩,而手工海马测量耗时费力,基于脑图谱的计算机海马自动分割方案受到研究者和放射学家的欢迎。

本实验比较基于 Chinese2020 的海马分割与基于蒙特利尔神经研究所自动解剖标记(anatomical automatic labeling,AAL)模板的海马分割效果。选取了 20 名中国成人的脑结构 MRI 数据,进行海马自动分割,以手动分割结果为判断分割效果的"金标准"。应用戴斯系数(Dice coefficient,DSC)来评估分割效果,计算机自动分割与人工手动割的重叠度越高(戴斯系数越接近 1),表明分割效果越好。戴斯系数的计算见公式 4-2:

$$DSC = \frac{2|A \cap B|}{|A| + |B|} \qquad \text{公式 4-2}$$

其中,A 和 B 是待比较的分割。DSC 取值范围为 0~1,1 表示完全重叠。

结果表明:基于 Chinese2020 分割的 DSC 为 0.758 4 ± 0.039 6,基于 AAL 模板分割的 DSC 为 0.698 7 ± 0.043 5。前者的效果更佳,二者的差异有显著性统计学意义($p = 0.001$)。上述验证实验结果表明,中国人脑图谱 Chinese2020 可较

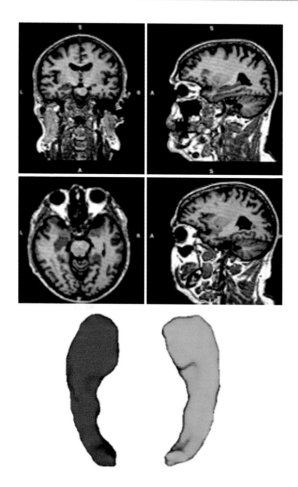

图 4-6　海马的解剖位置及三维形态

好地表征中国人群的脑形态学特征,用于中国人群脑成像数据分析时,可取得更好的图像配准和分割效果。因此,针对中国人的脑成像研究,使用中国人脑图谱进行脑功能和结构定位更为准确。

第三节 建立专用影像计算与数据存储平台

东北大学医学影像计算(medical image computing,MIC)平台为脑图谱的测量及存储提供了专业的软件支持,平台基于组件的工作流定义模式,实现影像数据可视化、测量标注、脑组织结构测量分析、测量数据的存储与检索等功能。平台采用基于插件的平台框架技术和工作流管理技术,实现平台功能的高扩展能力和灵活的流程定制功能,通过组件等基础技术,可以在该算法开发平台上构建更多可复使用的模块或者组件。此平台具有脑图谱专用数据库及测量工作站的功能,被命名为脑医学图像数据库(medical image database of brain,MIDOB)。

一、基于插件的平台框架技术

平台采用分层体系架构,通过对不同应用特点的配置,搭建不同的应用原型,连接不同的平台资源层数据源。插件式高级应用组件的灵活配置和加载,可实现良好的功能扩展和功能组合,同时采用面向接口的开发方法,提供灵活、丰富的统一算法开发接口,开发人员能方便地进行算法调试,包括对算法进行不同参数、不同输入图像数据的调试,直到测试出该算法运行的最佳参数和对应的最佳数据类型(如脑影像数据)。插件式的架构设计方法实现平台开发框架的高可扩展性。按照插件式架构的思想,平台框架将划分为框架管理、功能插件和数据支持三个模块。

1. 框架管理模块负责平台的整体运作,对平台插件和数据进行管理,框架管理模块明确整个平台的工作流程,但并不关注具体流程中的实际功能,框架仅需在适当的时候调用涉及的插件,来完成真正的功能。

2. 功能插件是独立的子应用,这些插件集成在平台之中,符合平台系统架构接口,并能完成独立功能的应用子系统,可在平台中配置加载,并依赖平台架构组件运行,每个插件内部结构包括视图、面板等用户界面和插件控制模块、插件功能逻辑、核心算法等部分。由于插件本身已具有很高的独立性,结合平台的框架结构,可实现服务应用的动态组装与分离。

3. 数据支持模块提供系统底层的 DICOM 数据处理和封装服务器的数据接口,包括基于医学数字成像和通信(digital imaging and communications in medicine,DICOM)标准的功能库、资源库服务器的数据接口和本地算法流程引擎服务接口。

在该架构设计思想下,扩展功能与框架以一种很松散的方式耦合,二者在保持接口不变的情况下,可以独立组合和发布,实现已有功能模块的快速复用,系统的快速定制。

二、基于医学案例标记语言的平台数据架构

在脑图谱构建过程中,MIC 平台需要存储的医学资源数据量庞大、特征维数较高,所以需要以 Hadoop 分布式文件系统与 HBase(建立在 HDFS 之上的大数据库)分布式

数据库技术作为存储基础。我们采用医学案例标记语言(medical case markup language, MCML),建立分布式数据组织模型,设计基于分布式的医学影像信息资源库和医学知识存储库,同时构建平台内部数据存储池,以解决平台插件运行时的数据共享问题,平台应用数据管理和内存数据管理两个层次,具体说明如下:

1. 平台应用数据管理层 定义数据物理存储组织、预处理和资源库以及知识库的建立。医学信息资源库包含保存原始信息的临时库、保存影像资源的医学影像资源库、保存文本资源的医学文本资源库、保存特征信息的医学影像资源库和医学文本特征库;医学临床知识库包含保存临床知识的医学临床知识库。平台应用数据为平台中数据处理提供海量数据源的支持能力。

2. 平台内存数据管理层 定义算法运行使用原始数据池和运行数据池,保存平台插件执行过程中保存插件使用的信息资源。平台内存数据实现算法运行过程中的高效实时存储能力。

三、脑组织测量及分析工具

MIC平台实现医学影像计算算法的集成化开发,满足系统体系架构上高可扩展性、高可靠性、易维护的需求。基于该平台我们实现了多个脑组织结构的提取、参数计算工具,具体包括:

脑组织数据管理及显示模块:包括患者信息管理、DICOM数据解析和可视化等功能,其中可视化功能包括二维可视化、三维可视化、多层面重建(multi-planner reformation,MPR）显示等具体应用，为脑影像的数据解析及三维可视化提供了丰富的显示工具。

影像处理与分析模块：主要实现了脑影像处理与定量分析功能，针对脑影像特点，平台提供了包括阈值分割、交互式分割、数学形态学分割等多类分割工具，在分割基础上，提供了最大直径、面积、体积、轮廓计算等多类统计分析工具。

项目实施时，参加本研究的各医院采集数据后，以刻录光盘的形式存储 DICOM 格式的志愿者数据，传送至首都医科大学宣武医院导入脑医学图像数据库（MIDOB），以备下一步测量之用。

四、获取知识产权

在上述平台构建过程中，所研发的医学图像体绘制方法及装置（CN200810170543.2）获得软件著作权。其采用预积分分类算法使重建图像质量得到显著提高，消除了环状失真。采用预积分查找表加速算法提高了查找速度，利用基于图形处理器（graphics processing unit，GPU）的中心差分算法进行梯度计算，采用简化的光照模型进行 GPU 光照效果合成，最终实现了高速度、高质量的三维重建。我们还获得一项发明专利："一种图像数据处理方法及装置（CN200810170298.5）"，此发明提出基于组件的图像理解框架，为图像处理与分析软件的开发和快速原型提供了开发支撑工具，节省了开发成本，提高了开发效率，支持良好的软件复用机制，与传统图像处理与分析软件比较，运行性能和效率大为提高。上述软件著作权和专利已经应用于东软医疗生产的大型医学影像设备和工作站,伴随东软公司产品在世界范围的销售,得到推广应用。

第四节　建立中国人脑图谱的主要意义

这一研究填补了我国脑科学研究中没有大样本脑结构数据库的空白。该数据来源于 20 多个省市,充分反映汉族正常成年人的大脑特征。对数据进行深入挖掘后,有助于在更深层次上认识大脑,推动脑研究进展。同时,也为建立其他民族脑数据库奠定了方法学基础。该数据库已应用于首都医科大学宣武医院以及其他十余家大型三级甲等教学医院的神经科学研究、临床和教学工作。

该成果对揭示发育成熟大脑随年龄变化的基本特征和规律具有重要价值,有助于疾病与正常的鉴别;以本研究所获正常值作为基础对照,可大规模节约研究成本,缩短研究时间,提高研究的科学性和准确度,有望改变目前神经科学的研究模式。目前该模板已经在国内开始推广应用。本研究团队与西门子公司达成合作协议,将中国人脑模板整合于 MRI 设备及自动进行海默测量的软件之中,在客户实施测量时,西方人应用 MNI 模板,东方人应用 Chinese2020 模板。伴随其测量软件的应用,中国人脑模板已经在全球推广。本研究结果改变了中国人没有自己"标准脑模板"的现状,纠正了现有模板的不足,填补了全球"人类脑计划"中无东方人标准脑的空白。该模板可广泛用于脑功能的研究,这对从整体水平上破解人类思维、意识起源的奥秘以及脑疾病发生的机制具有要意义。

在医学临床应用该"标准脑模板"不仅可评价脑老化状况,还能用于准确定位病灶,在早期诊断、鉴别诊断、判断病情严重程度、选择治疗方案、避免副损伤、提高疗效和评价治疗和康复效果等方面均可发挥作用,对临床神经科学发展有重要价值。在 Talairach 脑图谱对比研究,探索东、西方不同种族人脑结构、功能差异等方面,为不同种群脑生理、病理状态的进一步研究奠定了基础。

(梁佩鹏 杨金柱 石 林 李坤成)

参考文献

［1］ Mazziotta JC, Toga AW, Evans A, et al. A probabilistic atlas and reference system for the human brain: International Consortium for Brain Mapping (ICBM)[J]. Brain Mapping the Methods, 2001, 356 (1412): 727-755.

［2］ Kovalev VA, Kruggel F, von Cramon D Y. Gender and age effects in structural brain asymmetry as measured by MRI texture analysis [J]. Neuroimage, 2003, 19 (3): 895-905.

［3］ Colcombe SJ, Kramer AF, Erickson KI, et al. Cardiovascular fitness, cortical plasticity, and aging [J]. Proc Natl Acad Sci USA, 2004, 101 (9): 3316-3321.

［4］ Draganski B, Gaser C, Busch V, et al. Neuroplasticity: Changes in grey matter induced by training [J]. Nature, 2004, 427 (6972): 311-312.

［5］ Lee JS, Lee DS, Kim J, et al. Development of Korean Standard Brain Templates [J]. Journal of Korean Medical Science, 2005, 20 (3): 483-488.

［6］ Chua HF, Boland JE, Nisbett RE. From The Cover: Cultural variation in eye movements during scene perception [J]. Proceedings of the

National Academy of Sciences of the United States of America, 2005, 102 (35): 12629-12633.

［7］ Desikan RS, Ségonne F, Fischl B, et al. An automated labeling system for subdividing the human cerebral cortex on MRI scans into gyral based regions of interest [J]. Neuroimage, 2006, 31 (3): 968-980.

［8］ 王星, 陈楠, 李坤成, 等. 基于 SQL server 2000 数据库管理系统的正常人脑 MRI 图像数据库 [J]. 中国医疗设备, 2008, 23 (10): 25-27.

［9］ 王星, 陈楠, 栗伟, 等. 基于 XML 技术的正常人脑 MRI 图像数据库 [J]. 中国生物医学工程学报, 2008, 27 (5): 706-709.

［10］ 王星, 陈楠, 李坤成. 数字标准脑研究现状和进展 [J]. 中国医疗设备, 2008, 23 (7): 56-57.

［11］ 王星, 陈楠, 李坤成. 基于两种技术的正常人脑 MRI 图像信息数据库 [J]. 中国医疗设备, 2008, 23 (11): 28-30.

［12］ 白玫, 李坤成, 陈楠. MR 多层面重建对结构测量准确性的影响 [J]. 中国医疗设备, 2009, 24 (1): 3-5.

［13］ Chee MW, Chen KH, Zheng H, et al. Cognitive function and brain structure correlations in healthy elderly East Asians [J]. Neuroimage, 2009, 46 (1): 257-269.

［14］ 栗伟, 杨金柱, 陈楠, 等. 基于可扩展标记语言技术构建中国人大脑 MR 影像库 [J]. 中国医学影像技术, 2010, 26 (9): 1640-1643.

［15］ 杨金柱, 冯朝路, 赵大哲. 一种改进的 MRI 胼胝体 Live-Wire 分割方法 [C]. Hong Kong: International Industrial Electronic Center, Hong Kong, 2010.

［16］ Lalys F, Haegelen C, Ferre J, et al. Construction and assessment of a 3-T MRI brain template [J]. Neuroimage, 2010, 49 (1): 345-354.

［17］ Tang Y, Hojatkashani C, Dinov ID, et al. The construction of a Chinese MRI brain atlas: A morphometric comparison study between Chinese and Caucasian cohorts [J]. Neuroimage, 2010,

51 (1): 33-41.

[18] Crinion JT, Green DW, Chung R, et al. Neuroanatomical Markers of Speaking Chinese [J]. Human Brain Mapping, 2010, 30 (12): 4108-4115.

[19] Chee M W L, Zheng H, Goh J O S, et al. Brain Structure in Young and Old East Asians and Westerners: Comparisons of Structural Volume and Cortical Thickness [J]. Cognitive Neuroscience Journal of, 2011, 23 (5): 1065-1079.

[20] Takahashi R, Ishii K, Kakigi T, et al. Gender and age differences in normal adult human brain: Voxel-based morphometric study [J]. Human Brain Mapping, 2011, 32 (7): 1050-1058.

[21] Evans AC, Janke AL, Collins DL, et al. Brain templates and atlases [J]. Neuroimage, 2012, 62 (2): 911-922.

[22] Mandal PK, Rashima M, D. D I, et al. Structural Brain Atlases: Design, Rationale, and Applications in Normal and Pathological Cohorts [J]. Journal of Alzheimers Disease, 2012, 31 Suppl 3 (4): S169.

[23] Liu X, Tanaka M, Okutomi M. Noise level estimation using weak textured patches of a single noisy image [M]. IEEE International Conference on Image Processing, 2013.

[24] Yishan L, Lin S, Jian W, et al. Intensity and sulci landmark combined brain atlas construction for Chinese pediatric population [J]. Human Brain Mapping, 2014, 35 (8): 3880-3892.

[25] Liang P, Shi L, Chen N, et al. Construction of brain atlases based on a multi-center MRI dataset of 2020 Chinese adults [J]. Scientific Reports, 2015, 5: 18216.

[26] Cohen NJ, Ryan J, Hunt C, et al. Hippocampal system and declarative (relational) memory: summarizing the data from functional neuroimaging studies.[J]. Hippocampus, 2015, 9 (1): 83-98.

［27］ Lin S, Peipeng L, Yishan L, et al. Using Large-Scale Statistical Chinese Brain Template (Chinese2020) in Popular Neuroimage Analysis Toolkits [J]. Frontiers in Human Neuroscience, 2017, 11: 414.

［28］ Jia X, Shi L, Qian T, et al. Improved Gray Matter Atrophy Detection in Alzheimer Disease in Chinese Populations Using Chinese Brain Template [J]. Alzheimer Disease & Associated Disorders, 2018, 32 (4): 309-313.

［29］ 李坤成 , 梁佩鹏 . 中国人脑图谱的现状、进展及展望 [J]. 中国医学影像技术 , 2019, 35 (1): 2-3.

第五章 脑图谱的示范应用

中国人脑图谱 Chinese2020 已被推广应用于阿尔茨海默病（Alzheimer's Disease，AD）、帕金森病（Parkinson's Disease，PD）、脑血管病、癫痫、神经免疫疾病、抑郁症、睡眠障碍等神经精神疾病的影像学研究中。《中国医学影像技术》在 2019 年第一期已经出版中国人脑图谱专题，对其应用进展加以总结报道。

中国人脑图谱 Chinese2020 已被用于多种模态 MRI 数据分析中，包括

—任务态 fMRI（task-fMRI）

—静息态 fMRI（resting state fMRI，rs-fMRI）

—基于体素的形态学分析（voxel-based morphometry，VBM）

—动脉自旋标记（arterial spin labeling，ASL）

—正电子发射体层显像 - 磁共振成像（PET/MRI）

中国人脑图谱 Chinese2020 可以替换现有各种软件中的脑图谱文件，常用的分析软件包括统计参数图（Statistical Parametric Mapping，SPM，http://www.fil.ion.ucl.ac.uk/spm/）、功能性神经影像分析（Analysis of Functional Neuro Images，AFNI，https://afni.nimh.nih.gov/）、FSL（FMRIB

Software Library, https://fsl.fmrib.ox.ac.uk/fsl/fslwiki/) 等。

由于中国人脑图谱更好地表征了中国人群的形态学特征,用于中国人脑成像数据分析时图像分割更准确、配准形变更小,因此有望获得更为准确的功能和结构定位结果。总结起来,在针对中国人群的脑成像研究中使用中国人脑模板与现有西方脑模板比较,有如下优势:

——(1)脑灰质占比更大;

——(2)fMRI 的激活或信号强度更强,统计学处理实验组与对照组的差异更显著;

——(3)可能获得更大的激活范围(cluster 更大)。

本书以 SPM+xjView(http://www.alivelearn.net/xjview/)为解决方案,介绍中国人脑图谱的使用。首先介绍相关文件的下载及配置:

从 http://www.chinese-brain-atlases.org/ 下载以下文件:

1. 中国人脑图谱 Chinese2020,包括 4 个文件:Chinese 2020. nii、grey.nii、white.nii 和 csf.nii。

2. 同时下载 xjview_cbt.rar 压缩文件、TDdatabase.mat 及 Readme.txt 文件。

将 Chinese2020 文件夹(包含 grey.nii,white.nii,和 csf. nii)拷贝到 SPM 软件的子文件夹.../spm/tpm/ 目录下,将 Chinese2020.nii 存放在.../spm/templates/ 子文件夹。

第一节　中国人脑图谱 Chinese2020 的应用过程

以任务态 fMRI 数据分析为例,数据来自一个组块

(block)设计,包括8个任务和8个注视组块,实验设计如图 5-1。实验任务是数字序列推理,如 1 : 3 : 5 : ? 。被试需要根据给出的数字序列推断规则,并外推问号处的值。

注:接下来的示例中,仅详细介绍需要使用中国人脑图谱的步骤,包括预处理过程中的分割(segment)和标准化(normalization),以及基于 xjView 的结果呈现。其他步骤的操作略去,详细内容可参见其他相关教程。

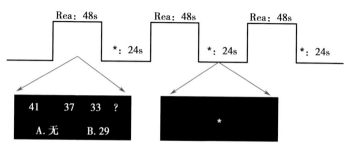

图 5-1 样例数据的实验设计

任务态 fMRI 数据预处理基本步骤如图 5-2 所示,为使用中国人脑图谱进行预处理,只需在 Segment 和 Normalization 两步将脑图谱选择为 Chinese2020 即可。

在将 DICOM 数据格式转换为 Analyzer 格式(如 *.nii)后,依次进行如下预处理操作:

(1)Slice timing:校正每张 slice 采样时间的差异;

(2)Realign:校正由头动引起的不同时间点所采脑图像在空间位置上的差异;

(3)T_1 coregister to Fun:不同模态大脑图像(功能像与结构像)之间的配准;

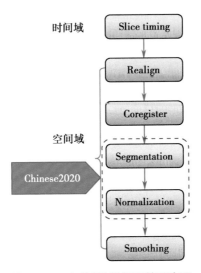

图 5-2　task-fMRI 数据预处理步骤

（4）Segment：对结构像进行灰质、白质、脑脊液的分割，同时确定结构像与标准脑的对应关系（转换矩阵）；

（5）Normalize：对功能像进行标准化，即配准到中国人标准脑空间；

（6）Smooth：对功能像进行空间平滑（即空间滤波），提高信噪比。

对于 Segment，进行如下操作，如图 5-3、图 5-4 及图 5-5，即以中国人脑图谱 Chinese2020 的灰质、白质、脑脊液的概率图替换默认值（对应于 MNI 脑图谱）：

SPM->Segment

Data

—\T1ImgCoreg\co*.nii

—Output Files：Native+Modulated+Unmodulated

　Tissue probability maps

—Spm8\tmp\CBT\grey.nii

—Spm8\tmp\CBT\white.nii

—Spm8\tmp\CBT\csf.nii

　Affine Regularisation：

—Average sized template

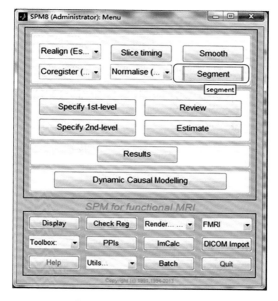

图 5-3　SPM->Segment

对于 Normalization，进行如下操作，如图 5-6，即利用转换矩阵，将 ra* 功能像 normalize 到 Chinese2020 标准空间。

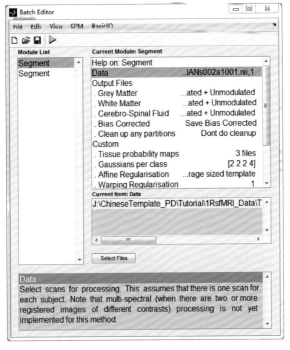

图 5-4　Segment 操作界面

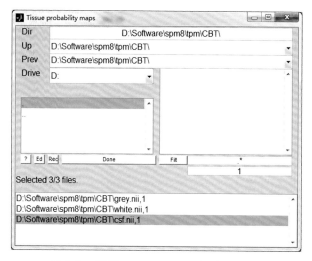

图 5-5　选择 Chinese2020 相应的灰质、
白质、脑脊液的概率图

然后，如下检查配准效果，如图 5-7 所示。

SPM->Check Reg

—Select-> wfra*.nii，Chinese2020.nii

若配准结果无误，则进行 smoothing，并依次进行 1st-level analysis 及 2nd-level analysis 后，获得激活图。

接下来，基于 xjView 查看和呈现激活结果。

（1）更新设置 xjView_cbt

which xjview：matlab 命令，查看当前 xjview 版本

matlab setpath：删除 original xjview

matlab setpath：添加 xjview_cbt

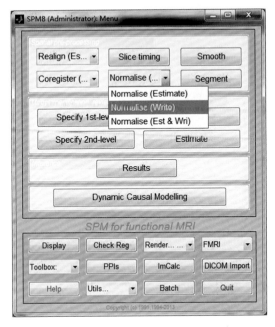

图 5-6　SPM->Normalize（write）

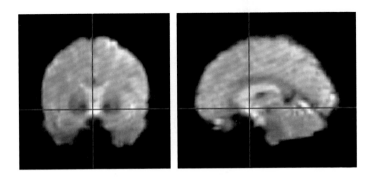

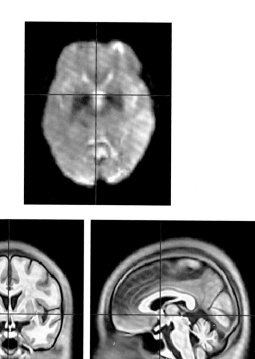

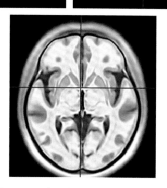

图 5-7　对照脑图谱,检查配准结果

xjView_cbt 是在原始 xjView 软件包基础上为中国人脑图谱的使用定制的,因为 xjView 默认的玻璃视图(glass view)及坐标系统均为 MNI,均需要更新。

(2)灰质掩模(mask)制作:制作灰质掩模,以约束激活位于灰质掩模内,如图 5-8 所示。

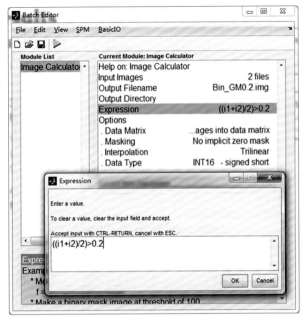

图 5-8 灰质掩模制作的逻辑表达式

Select->wc1*.img（位于 segment 之后的 T1imgCoreg 文件夹中）

按照被试编号重命名后存放在新建文件夹 wc1 中

Smooth（wc1 文件夹中所有被试的数据），smooth 之后的数据存放新建文件夹 Bin_GM_swc1 中

Bin_GM0.2=mean（smooth 之后的数据）>0.2

—SPM->ImCalc

—Input->select smoothed（wc1）图像

—Output Filename：Bin_GM0.2

—Expression：(i1+i2)/2

（3）结果显示

工作目录切换到 spm.mat 所在结果文件夹，进行如下操作：

SPM-> Results 选项 spm.mat

Contrast：1-1（reasoning-star）

Apply masking：点击 image 选择 Bin_GM0.2

Threshold：0.001 unc-10voxel

并存储结果文件名为 0.001-10。启动 xjView 查看结果，如图 5-9、图 5-10 及图 5-11 所示。

Matlab-> xjview

Select：0.001-10.img

点击 other 选择 Chinese2020

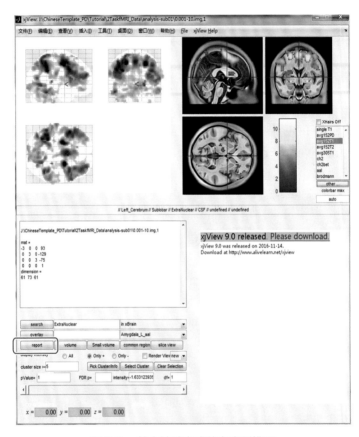

图 5-9　单个被试完成数字序列推理
任务时脑区激活

Number of clusters found: 5

Cluster 1

Number of voxels: 1392 　此处为MNI坐标

Peak MNI coordinate: -54 -48 -21

Peak MNI coordinate region: //
　　Left_Cerebrum // Temporal_Lobe //
　　Fusiform_Gyrus // GM //
　　brodmann_area_37 // Temporal_Inf_L_aal
　　(aal)

Peak intensity: 9.0072

# voxels	structure
1392	--TOTAL # VOXELS--
871	GM
596	Occipital_Lobe
527	Left_Cerebrum
428	Right_Cerebrum
331	Lingual_Gyrus
292	Left_Cerebellum
290	Cerebellum_Posterior_Lobe
272	WM
256	brodmann_area_18

......

图 5-10　点击图 5-9 中 report 按键输出的结果，
　　　　仅截取第 5 个 cluster 的结果

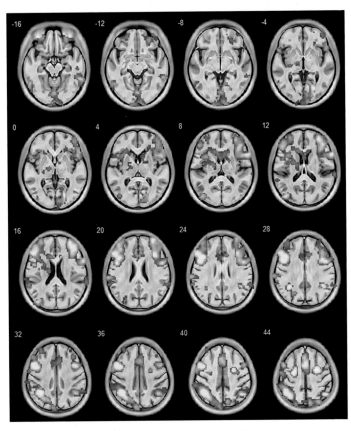

图 5-11 单个被试完成数字序列推理任务时
脑区激活的断层显示

第二节　中国人脑图谱 Chinese2020 示范应用

一、任务态功能磁共振成像

本实验的数据来自 22 名健康老年人(10 男 12 女,平均年龄 61.0 岁)。被试进行一项简单的敲手指(finger tapping)任务。实验设计是组块设计,被试或进行自启动敲手指(30s)或休息(7.5s)。MRI 数据采集参数此处略去。

fMRI 数据采用 SPM8 进行分析。采用 MNI-152 和 Chinese2020 两种脑图谱分别进行数据分析,以比较两种脑图谱对实验结果的影响。统计阈值为 $p<0.05$,经总体错误率(family-wise error,FWE)校正,$T > 6.45$。

实验结果如图 5-12 及表 5-1 所示。

结果显示,基于两种脑图谱获得相似的脑激活模式,与文献一致,表现为经典的运动中枢激活。虽然使用两种脑图谱获得的激活体素大小相当,但是使用 Chinese2020 所得激活灰质占比更高。

这可能是由于对中国人群进行脑成像研究,使用中国人脑图谱 Chinese2020 进行数据分析的图像分割准确率更高(见上 segment 操作),图像配准的偏差更小(见上 normalization 操作)所致,因此,最终运动中枢的定位准确性更好,激活区定位在灰质更多,而不是脑白质和脑脊液区域。

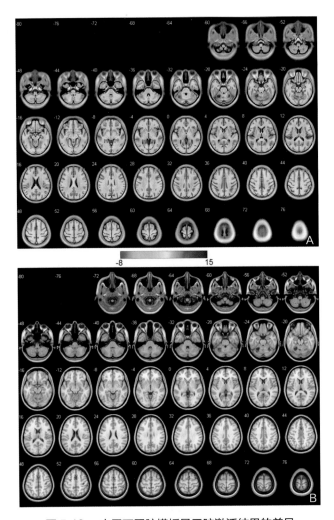

图 5-12　应用不同脑模板显示脑激活结果的差异

A. 为采用 Chinese2020 的激活结果；B. 为采用 MNI152 的
激活结果，正激活为暖色，负激活为冷色

表 5-1　基于两种脑图谱分析结果的比较

	Chinese2020			MNI-152			
	峰值坐标	聚簇大小	灰质体积	峰值坐标	聚簇大小	灰质体积	聚簇标签
1	(−21,−51,−27)	663		(−21,−57,−21)	807		左侧小脑
2	(48,6,9)	196	148(75.5%)	(51,9,6)	263	106(40.3%)	右侧额下回岛盖部
3	(−54,6,9)	89	68(76.4%)	(−54,6,9)	155	73(47.1%)	左侧额下回岛盖部
4	(−60,−24,30)	122	72(59.2%)	(−45,−39,45)	143	61(42.7%)	左侧顶下区域
5	(54,−39,45)	92	65(70.7%)	(48,−42,57)	173	96(55.5%)	右侧顶下区域
6	(−3,9,42)	282	205(72.7%)	(−3,12,45)	361	198(54.9%)	左侧辅助运动区
7	(33,−27,42)	58	25(43.1%)	(36,−24,51)	113	63(55.8%)	右侧中央后回
8	(−3,−66,24)	201	135(67.2%)	(0,−66,33)	144	66(45.8%)	左侧后扣带回
9	(−3,51,0)	14	12(85.7%)	(−9,51,0)	8	5(62.5%)	左侧前扣带回

二、静息态功能磁共振成像

本研究是一项横断性静息态 fMRI 研究,考察儿童珠心算训练引起大脑可塑性变化的脑机制。性别年龄匹配的两组儿童被试(5~6 岁)被随机分为两组,每组 30 人,一组接受珠心算训练,另一组不进行训练,为对照组。1 年后再分别测量被试的智力水平、数学认知能力、数字归纳推理能力,并进行静息态 fMRI 扫描。具体测量量表及 MRI 扫描参数此处略去。

数据分析采用 SPM8 进行,分别采用 Chinese2020 和 MNI-152 两种脑模板进行数据分析,比较两组被试的静息态脑局部活动一致性,并进一步考察哪些差异脑区的活动与认知评分的相关性更高。

实验结果如表 5-2 及图 5-13 所示。结果发现,采用两种脑图谱的组间差异模式类似,显示前额叶前部和枕叶为珠心算任务相关脑区,这与文献吻合。这一结果提示,珠心算训练可引起任务相关脑区活性增强,静息态 fMRI 可检测到这一珠心算所致的脑可塑性变化。

表 5-2　珠心算训练引起的大脑可塑性变化
(MNI-152 与 Chinse2020 比较)

脑区	布罗德曼分区	聚簇大小(体素)	MNI			t
			x	y	z	
训练组 > 对照组						
左侧额中回	10	15	−39	60	−3	3.63
右侧枕中回 / 楔叶	19	39	24	−93	15	3.25

续表

脑区	布罗德曼分区	聚簇大小（体素）	MNI			t
			x	y	z	
左侧楔叶	18	21	−15	−96	15	3.04
右侧楔叶	19	12	18	−84	30	3.65
右侧额中回	10	5	39	51	12	3.32
左侧额中回	10	6	−36	60	9	3.23

但是，在使用 MNI-152 脑图谱时，最终结果的统计阈值为非校正 $p<0.01$。而使用中国人脑图谱 Chinese2020 时，最终结果的统计阈值可进一步提升到非校正 $p<0.001$。笔者认为：对中国人群研究采用中国人脑模板可获得更好的图像分割和配准效果。

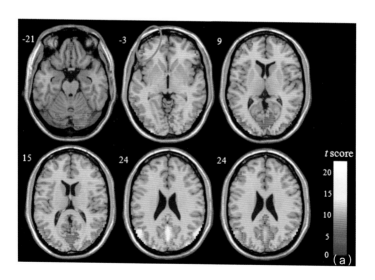

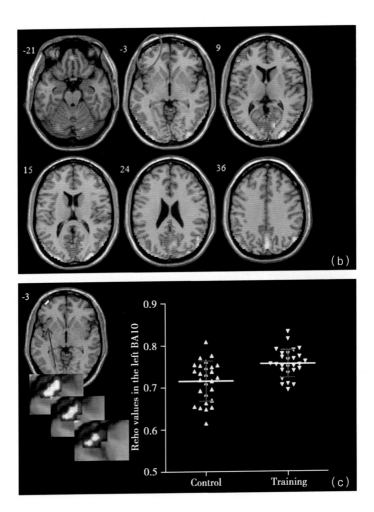

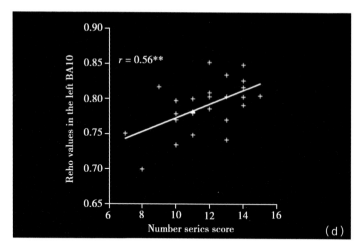

图 5-13　珠心算训练促进左侧额叶可塑性功能活性提升

a 图和 b 图分别是对照组和训练组的组内局部一致性显著较高的脑区;c 图是组间比较结果:训练组比对照组在左侧额中回(BA 10)有更高的局部一致性;d 图是左侧额中回的局部一致性值与数列完型任务得分的相关性

三、基于体素的形态学测量研究

针对 15 例 PD 患者和 15 例性别、年龄、受教育程度相匹配的健康对照志愿者,分别采用 MNI-152 和 Chinese2020 进行基于体素的形态学测量(voxel-based morphometry,VBM)分析,研究疾病相关的大脑形态学异常。

在图像配准过程中,定量比较使用两种脑图谱的配准效果,金标准是本地空间的测量值。如表 5-3 所示,结果显示,与配准到 MNI-152 的脑模板相比,配准到 Chinese2020 的偏差更小。因此,可以期待基于 Chinese2020 可获得更准确的 VBM 测量结果。

最终组间比较如图 5-14 所示。结果显示,基于两种脑模板均可获得类似的测量结果,但基于 Chinese2020 的灰质占比更高。

另外,在另一组 50 例 AD 与 50 例性别、年龄匹配的健康对照的 VBM 分析也发现,基于 MNI-152 与年龄匹配的中国人脑模板(Chinese2020)相比,均可发现 AD 存在类似的脑区萎缩模式,但基于中国人脑模板的灰质占比更高,在内侧颞叶(包括海马)的统计学差异更更大(即 p 更小)。

表 5-3 配准到 MNI-152 与 Chinese2020 的定量比较

测量值	原始空间	MNI-152	Chinese 2020	p	
				$p1$	$p2$
健康对照组					
AC-PC 距离 /mm	25.79 ± 2.07	29.53 ± 0.37	26.04 ± 0.36	<0.001	0.490
长度 /mm	161.98 ± 4.04	183.77 ± 0.73	159.78 ± 1.05	<0.001	0.310
宽度 /mm	139.80 ± 5.71	149.65 ± 0.63	135.12 ± 0.28	<0.001	0.006
高度 /mm	97.11 ± 2.13	119.85 ± 0.72	101.18 ± 1.11	<0.001	0.057
宽 / 长比	0.86 ± 0.03	0.81 ± 0.00	0.85 ± 0.01	<0.001	0.077
高 / 长比	0.60 ± 0.02	0.65 ± 0.00	0.63 ± 0.01	<0.001	0.031
高 / 宽比	0.70 ± 0.04	0.80 ± 0.01	0.75 ± 0.01	<0.001	0.010

续表

测量值	原始空间	MNI-152	Chinese 2020	p	
				p1	p2
PD 组					
AC-PC 距离 /mm	26.41 ± 1.11	29.54 ± 2.15	26.23 ± 2.12	<0.001	0.762
长度 /mm	162.65 ± 7.41	184.34 ± 3.67	159.76 ± 5.28	<0.001	0.198
宽度 /mm	137.99 ± 6.43	147.89 ± 4.60	134.37 ± 4.37	<0.001	0.012
高度 /mm	96.37 ± 2.25	119.59 ± 2.40	99.05 ± 6.85	<0.001	0.208
宽 / 长比	0.85 ± 0.05	0.80 ± 0.02	0.84 ± 0.04	0.007	0.583
高 / 长比	0.59 ± 0.03	0.65 ± 0.01	0.62 ± 0.05	<0.001	0.032
高 / 宽比	0.70 ± 0.03	0.81 ± 0.03	0.74 ± 0.06	<0.001	0.021

四、其他应用

中国人脑图谱已被用于一些脑与认知科学基本问题研究（如性别差异、大脑偏侧化、脑老化等）之中。

图 5-15 显示了 20~40 岁年龄组的结构偏侧化结果。图 5-16 显示了性别差异随年龄的动态变化。

由于这些中国人研究采用中国人脑模板进行图像分割和配准，与应用西方人脑图谱相比，有望获得更为准确的结果。

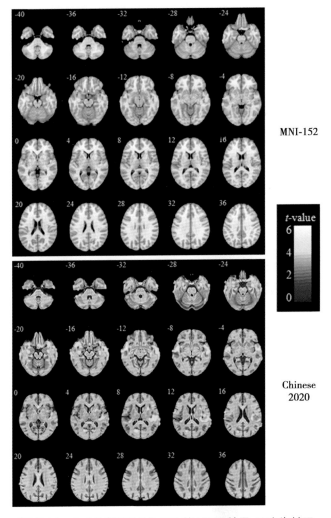

图 5-14　上方为基于 MNI-152 的 VBM 结果；下方为基于
Chinese2020 的结果

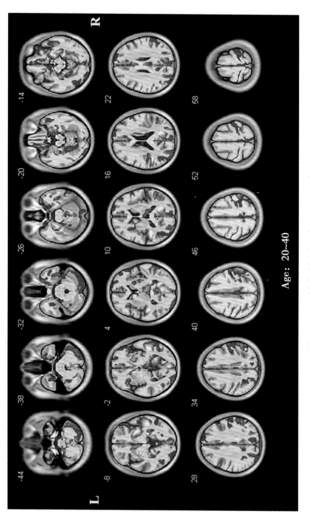

Age: 20~40

图 5-15　结构偏侧化（20~40 岁）

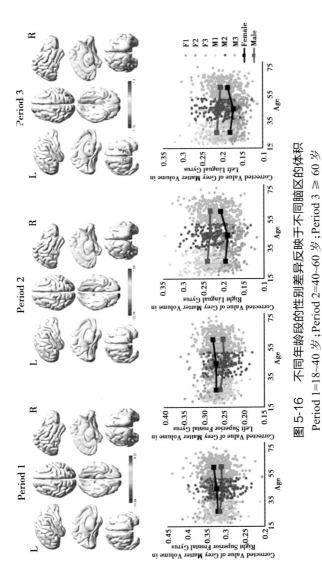

图 5-16 不同年龄段的性别差异反映于不同脑区的体积

Period 1=18~40 岁；Period 2=40~60 岁；Period 3 ≥ 60 岁

（梁佩鹏 贾秀琴 石 林 李坤成）

参考文献

［1］ Evans AC, Collins DL, Mills SR, et al. 3D statistical neuroanatomical models from 305 MRI volumes [C]. IEEE Nuclear Science Symposium & Medical Imaging Conference, 1993.

［2］ Zang Y, Jiang T, Lu Y, et al. Regional homogeneity approach to fMRI data analysis [J]. Neuroimage, 2004, 22 (1): 394-400.

［3］ Tang Y, Hojatkashani C, Dinov ID, et al. The construction of a Chinese MRI brain atlas: A morphometric comparison study between Chinese and Caucasian cohorts [J]. Neuroimage, 2010, 51 (1): 33-41.

［4］ Evans AC, Janke AL, Collins DL, et al. Brain templates and atlases [J]. Neuroimage, 2012, 62 (2): 911 922.

［5］ Kostic VS, Agosta F, Pievani M, et al. Pattern of brain tissue loss associated with freezing of gait in Parkinson disease [J]. Neurology, 2012, 78 (6): 409-416.

［6］ Mandal PK, Rashima M, D. D I, et al. Structural Brain Atlases: Design, Rationale, and Applications in Normal and Pathological Cohorts [J]. Journal of Alzheimers Disease, 2012, 31 Suppl 3 (4): S169.

［7］ Liang P, Shi L, Chen N, et al. Construction of brain atlases based on a multi-center MRI dataset of 2020 Chinese adults [J]. Scientific Reports, 2015, 5: 18216.

［8］ Zhou Y, Yu F, Duong TQ. White matter lesion load is associated with resting state functional MRI activity and amyloid PET but not FDG in mild cognitive impairment and early alzheimer's disease patients [J]. Journal of Magnetic Resonance Imaging Jmri, 2015, 41 (1): 102-109.

［9］ 谷何一, 赵卫, 孙学进, 等. 基于自动分割技术联合基于体素的形态学观察帕金森病脑灰质结构 [J]. 中国医学影像技术, 2015,

　　　　31 (8): 1168-1173.

［10］ Criaud M, Christopher L, Boulinguez P, et al. Contribution of insula in Parkinson's disease: A quantitative meta-analysis study [J]. Human Brain Mapping, 2016, 37 (4): 1375-1392.

［11］ Yan CG, Wang XD, Zuo XN, et al. DPABI: Data Processing & Analysis for (Resting-State) Brain Imaging [J]. Neuroinformatics, 2016, 14 (3): 339-351.

［12］ Lin S, Peipeng L, Yishan L, et al. Using Large-Scale Statistical Chinese Brain Template (Chinese2020) in Popular Neuroimage Analysis Toolkits [J]. Frontiers in Human Neuroscience, 2017, 11: 414.

［13］ Mao S, Zhang C, Gao N, et al. A study of feature extraction for Alzheimer's disease based on resting-state fMRI [C]. Engineering in Medicine & Biology Society, 2017.

［14］ 贾秀琴, 高帅, 张卫国, 等. 中国人群帕金森病患者灰质萎缩: 采用中国人脑图谱 Chinese2020 的基于体素的形态学研究 [J]. 中国医学影像技术, 2019, 35 (01): 9-14.

［15］ 申延蕊, 李中林, 武肖玲, 等. 静息态 fMRI 观察基于中国人脑模板的慢性失眠患者岛叶功能连接 [J]. 中国医学影像技术, 2019, 35 (01): 20-24.

［16］ 欧阳丽蓉, 廖伟华, 周高峰, 等. 基于中国人脑图谱 Chinese 2020 配准的阿尔茨海默病患者静息态 fMRI [J]. 中国医学影像技术, 2019, 35 (01): 9-14.

第六章 中国人脑重要结构分区和正常参考值

脑结构测量主要应用由东北大学软件研究院为本项目组编制的专用数据库及管理和测量软件系统—脑医学图像数据库（medical image database of brain，MIDOB）进行大脑重要结构的手动勾画感兴趣区测量。个别脑结构测量应用其他软件。项目组除参加 MRI 数据采集的医院外，还邀请另外 3 家三级甲等教学医院总计抽调 10 余位研究生，在首都医科大学宣武医院放射科集中进行测量，已经完成测量的脑结构包括：额叶、岛叶、颞叶、顶叶、枕叶、脑室、基底节核团、海马、杏仁核等 10 余个重要脑结构的体积或径线测量。部分结构已按不同年龄段、不同性别等进行统计分析，初步建立起中国汉族成人脑结构正常参考值数据库。

应用社会科学统计软件包（statistical package for social sciences，SPSS for window 13.0 版）对数据进行统计学分析。所有体积测量指标用均值 ± 标准差表示，并进行正态性分布检验及方差齐性检验；两组间比较采用独立样本 t 检验；不同侧（左：右）比较采用配对样本 t 检验；多组间比较采用单因素方差分析（one-way ANOVA）；年龄与体积进行关联性与简单线性回归分析;以 $p<0.05$ 为差异有统计学意义的阈值。

第一节　额叶体积测量

一、额叶体积测量方法

从数据库中随机抽取 200 例(男、女各 100 例)志愿者数据,对采集的原始图像进行三维重建,在正中矢状图像上,以前 - 后连合连线为基线,对额叶所在区域以层厚为2mm、层数为 85 层进行二维横断位重建(图 6-1)。

在横断位图像上,调节适当的窗宽、窗位,利用鼠标逐层勾画额叶边界。由于额叶内缘、前缘及外缘脑回被脑脊液环绕,可由计算机软件半自动识别,因此勾画额叶感兴趣区(region of interest,ROI)的关键是确定其后界,需要人工手动识别。为了统一额叶后界的勾画,参照标准神经解剖学图谱及国内外相关文献,制定了额叶 ROI 定界标准。每侧勾画范围包括额上回、额中回、额下回、中央前回、额内侧回、前扣带回、旁中央小叶前部、眶回、直回和深部脑白质。定界标准如下:

1. 自大脑顶部额叶出现层面开始至胼胝体出现前的层面　沿中央沟至最深点,画直线垂直于大脑纵裂,沿额叶脑沟进行勾画(图 6-2A)。

2. 自胼胝体出现层面至岛叶出现前的层面　沿中央沟至最深点,画直线延伸至侧脑室旁,如尾状核已出现,则画至尾状核旁,沿侧脑室或尾状核外缘至最前端,画直线连于胼胝体中线最前端,即纵裂最深点,沿额叶脑沟进行勾画(图 6-2B、C)。

3. 自岛叶出现层面至胼胝体消失层面　自中央沟向内画直线至外侧裂,沿外侧裂向前至最前端,画直线至侧脑室前角最前端,再连线胼胝体中线最前端,沿额叶脑沟进行勾画(图 6-2D)。

4. 自胼胝体下方层面至鞍上池出现前层面　若额叶岛盖仍存在,则按上一条勾画方法,画至外侧裂最前端,再连线至尾状核最前端,沿尾状核头部前缘画至纵裂最深点,沿额叶脑沟进行勾画(图 6-2E)。

5. 自鞍上池层面至额叶消失层面　以外侧裂作为额叶后界,沿额叶脑沟进行勾画(图 6-2F)。依据上述标准逐层勾画额叶边界后,由计算机软件自动计算出额叶体积。

由一名测量者熟练掌握定界标准后,分别测量左、右侧大脑额叶体积,为确保测量数据的准确性,每侧体积均测量两次,取两次平均值。

二、额叶体积测量结果

1. 中国汉族健康成人大脑额叶体积测量值　额叶总体积(即左、右侧大脑额叶体积之和)为 $563.38cm^3 \pm 73.37cm^3$。其中 100 例男性平均年龄为 45.0 岁 ±14.2 岁,大脑额叶总体积为 $580.25cm^3 \pm 81.88cm^3$;100 例女性平均年龄为 44.6 岁 ±14.4 岁,大脑额叶总体积为 $546.51cm^3 \pm 59.49cm^3$。不同性别不同侧别大脑额叶体积测量值见表 6-1,不同年龄组大脑额叶体积测量值见表 6-2。

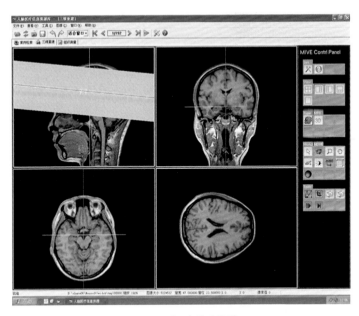

图 6-1　额叶重建图像

于正中矢状图像,以前 - 后连合连线为基线,对额叶所在区域
进行二维横断位重建,层厚为 2mm、层数为 85 层

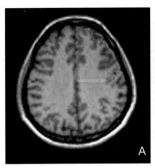
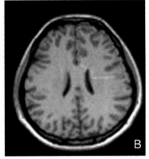

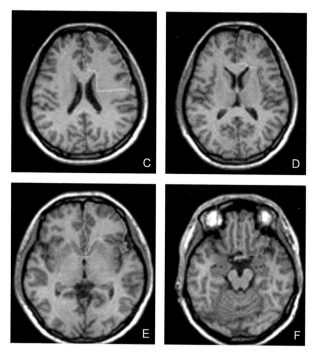

图6-2　勾画额叶感兴趣区方法
以左侧额叶为例，依据定界标准逐层勾画

表6-1　200例健康志愿者不同性别不同侧别大脑额叶体积

性别	例数	侧别	体积/cm³	95%参考值范围/cm³
男性	100	左	288.49±41.88	206.41~370.57
		右	291.77±40.77	211.86~371.68
女性	100	左	272.68±30.28	213.33~332.03
		右	273.83±29.85	215.32~332.34

表 6-2　200 例健康志愿者不同年龄组大脑额叶体积

年龄	例数	男性		女性	
		左侧 /cm³	右侧 /cm³	左侧 /cm³	右侧 /cm³
18~30	20	315.17 ± 38.26	320.11 ± 32.56	295.97 ± 32.09	294.53 ± 31.37
31~40	20	314.64 ± 38.11	314.43 ± 37.46	282.37 ± 23.22	283.21 ± 22.71
41~50	20	287.92 ± 30.54	293.72 ± 31.28	269.74 ± 27.68	267.33 ± 31.37
51~60	20	270.27 ± 31.45	272.35 ± 30.72	266.87 ± 25.76	269.33 ± 26.50
61~70	20	254.43 ± 35.49	258.24 ± 36.14	248.46 ± 21.17	254.72 ± 21.50

2. 大脑额叶总体积性别比较　100 例男性与 100 例女性大脑额叶总体积有显著性差异,男性额叶总体积大于女性($t = 3.334$,$p<0.05$)。

3. 男性和女性大脑额叶体积不同侧别比较　100 例男性左、右侧大脑额叶体积有显著差异,右侧额叶体积大于左侧($t = -3.09$,$p<0.05$);100 例女性左、右侧大脑额叶体积无显著差异($t = -1.304$,$p>0.05$)。

4. 年龄与大脑额叶体积相关与回归分析　经 Pearson 相关分析,男性额叶总体积与年龄存在负相关($r = -0.586$,$p<0.01$),回归方程为:男性额叶总体积 $=732.49-3.38×$ 年龄;女性额叶总体积与年龄存在负相关($r=-0.498$,$p<0.01$),回归方程为:女性额叶总体积 $=638.44-2.06×$ 年龄。随着年龄的增长,男性额叶总体积每年减少约 0.46%,女性每年减少约 0.32%(图 6-3)。

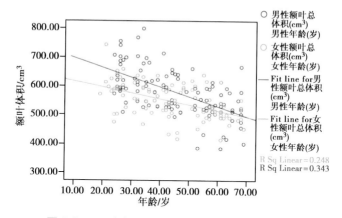

图6-3　男、女性别大脑额叶总体积与年龄的关系

三、额叶体积测量分析

1. 额叶体积测量值差异　额叶是脑的主要功能区，已经有大量研究报道。由于受研究目的、研究对象、样本量、测量方法、测量范围等诸多因素的影响，造成最终结果不一。例如：Vita 等有关精神分裂症对额叶体积影响研究，采用冠状位测量，以胼胝体为后界，测量 15 例正常成人前额叶体积平均值为 101.77cm³；Andreasen 等采用自动标准脑图谱方法测量 90 例正常志愿者，额叶总体积为 387.18cm³±50.31cm³；Aylward 等测量 10 例正常志愿者，额叶总体积为 366.86cm³±23.91cm³；Schmitz 等研究自闭症患者额叶体积变化，测量 12 例正常对照组大脑额叶总体积平均为 566.78cm³。本研究额叶总体积为 563.38cm³±73.37cm³，除了与 Schmitz 测量结果比较接近外，测量值大于其他文献报道，分析原因可能是测量范围不同所致。本

研究测量的额叶范围包括：额上回、额中回、额下回、中央前回、额内侧回、中央旁小叶前部、前扣带回、眶回、直回及深部脑白质，这与 Schmitz 的测量范围相近。尽管与 Aylward 测量方法相似，但在胼胝体出现后至岛叶出现前的层面，对额叶后界的规定不同，最终造成测量值不同。Aylward 以中央沟的最深点连线至胼胝体最前端作为额叶后界，少测量一部分额叶深部白质。此外，尽管 T_1WI-3D-MP RAGE 脉冲序列图像经三维重建后脑灰、白质的对比度良好，胼胝体信号稍高于额叶深部脑白质，但二者间界限还是不十分清晰，本研究人为规定以侧脑室最前端与纵裂最深点连线为界进行划分，可能使勾画的额叶包含少量胼胝体结构。

2. 额叶体积的性别、年龄和偏侧化差异　本研究发现男性大脑额叶总体积大于女性。这种差异可能受身高、体重、性激素、受教育水平、生活习惯等多种因素的影响。还需要对额叶体积进行标准化处理，消除个体差异后，再做分析。随年龄增长，人类脑体积呈逐渐下降趋势。这种由年龄因素引起的体积缩小，在额叶存在一定性别差异，即男性额叶体积下降速度比女性快。Gur 等报道脑体积随年龄变化在青年人即开始出现。本研究证实，国人额叶总体积随年龄增加逐渐缩小，而且男性体积缩小的趋势比女性更为明显。

早在 20 世纪 80 年代初，Weinberqer 发现右侧额叶体积大于左侧，左侧枕叶体积大于右侧。此后，有关大脑结构的不对称性研究引起了国内外学者的广泛关注。20 世纪末，Wang 等对 200 例上海居民进行 CT 扫描，发现 57.5% 的人右侧额叶体积大于左侧。为了确定这种额叶不对称性是否存在性别差异,本研究分别将100例男性和100例女性左、右侧额叶体积进行比较,发现男性右侧额叶体积大于左侧,与文献报道一致,而女性双侧大脑额叶体积无明显差异。这种性别-侧别差异还有待于进一步研究。

第二节　颞叶体积测量

颞叶(temporal lobe,TL)位于额叶和顶叶的下方、枕叶前方。大约在胚胎的第11周,端脑囊泡向前下扩张生长并向内卷曲形成颞叶。许多神经精神系统疾病都与颞叶结构改变密切相关,研究颞叶正常解剖结构和进行体积测量有重要科学和临床意义。

一、颞叶体积测量方法

从数据库中随机抽取306个志愿者数据,其中女性150例、男性156例。在经AC-PC平面矢状图像上,以层厚和层间距均为2mm,重建一组85层垂直于海马长轴的斜冠状图像,确保覆盖整个颞叶(图6-4)。

测量范围:从颞叶出现层面开始用鼠标勾画其面积直至颞叶消失层面(图6-5),上界为外侧裂,内界为外侧裂内端和海马旁回外侧连线(除外杏仁核,海马,海马旁回,包括侧副沟及以外区域),外侧界为脑实质外界。每侧颞叶边界尽量沿脑回勾画,以减少脑沟对体积测量的影响。每侧颞叶大概占据75个层面左右。计算机自动计算出所测层面的颞叶面积,各层面积自动求和再乘以层厚,即得出颞叶体积。

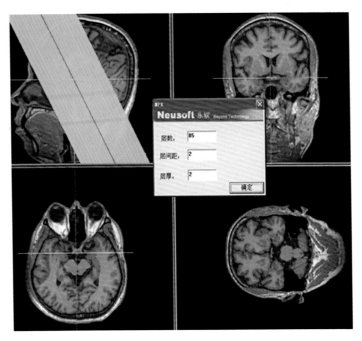

图 6-4　正中矢状图像上重建斜冠位图像

层厚 2mm，层间距为 2mm，层数为 85 层的图像

　　为了矫正个体头颅大小对测量值的影响，还进行了颅腔体积测量。通过 AC-PC 正中矢状位重建横轴位和冠状位图像（图 6-6），然后在 T_1 加权像前后连合层面上的横轴位图像上测量颅腔的左右径（通过 AC-PC 的左右径）（图 6-7），通过前后连合的矢状位图像上测量经 AC-PC 的上下径和前后径（如图 6-8、图 6-9），并测量枕骨大孔前下缘至颅顶内板间的最远距离，三条径线的乘积即为颅腔体积。

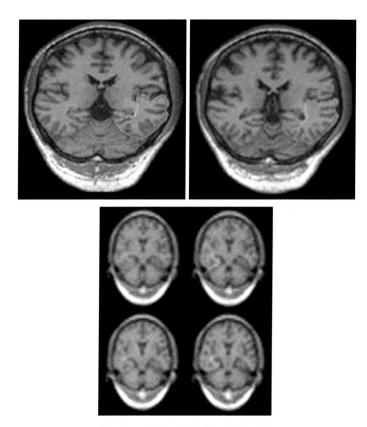

图 6-5　颞叶测量边界划分示意图

为不同层面不包含杏仁核,海马,海马旁回的颞叶边界

　　由两名 MRI 的主治医师和一名研究生三人分别测量,最后取平均值。

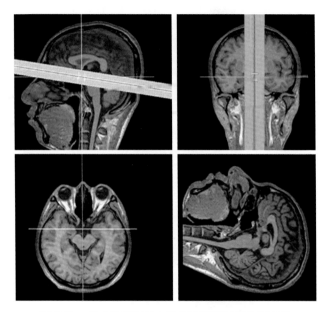

图 6-6　经 AC-PC 正中矢状位重建轴状和冠状位

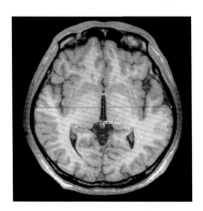

图 6-7　在经 AC-PC 轴状位像测量左右径

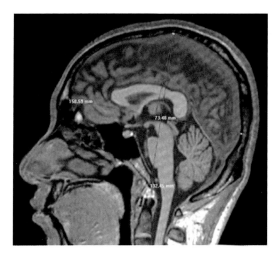

图 6-8 经 AC-PC 矢状位像测量颅腔上下径

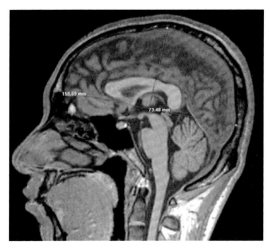

图 6-9 经 AC-PC 的正中矢状位像测量颅腔前后径

二、颞叶体积测量结果

1. **左右侧体积正态分布性和方差齐性检验**　应用 Kolmogorov-Smirnov 和 Shapiro-Wilk 两项检测指标进行正态分布检验,结果表明左右侧颞叶体积测量值在统计学上符合正态性分布。对不同性别的左右侧颞叶标准体积分别进行 Levene 方差齐性检验,显著性水平均大于 0.05(左侧 $p=0.367$,右侧 $p=0.382$),说明左右侧标准体积无性别差异。但是对左右侧颞叶体积在年龄段上的 Levene 方差齐性检验显示,差异十分显著(左侧 $p=0.000$,右侧 $p=0.001$),说明不同年龄人群的颞叶体积不同。

2. **颞叶测量值比较**

(1)男女左右侧别颞叶体积测量值比较见表 6-3。

表 6-3　男女左右侧别颞叶体积的均值及标准差

侧别	性别	样本数 / 人	均值 / cm³	标准差 / cm³	F	p
左侧	女	150	95.12	14.56	1.336	0.249
	男	156	97.13	15.70		
右侧	女	150	96.42	13.41	0.127	0.722
	男	156	97.02	15.54		

测量结果表明颞叶体积无性别和左右侧别差异($p>0.05$)。

(2)不同年龄组左右侧颞叶体积测量值比较见表 6-4：306 例志愿者分为 5 个年龄段,测量左右侧颞叶体积的均值、标准差及 95% 的置信区间。

表 6-4　左右侧颞叶体积的均值、标准差及 95% 置信区间

组别	均值 /cm³		标准差 /cm³		95% 置信区间 /cm³			
					左侧		右侧	
	左侧	右侧	左侧	右侧	下限	上限	下限	上限
18~30	93.87	93.41	13.35	10.98	90.42	97.32	90.57	96.25
31~40	95.57	98.16	11.96	16.39	92.48	98.66	93.92	102.34
41~50	101.89	102.08	14.51	15.11	98.14	105.64	98.17	105.98
51~60	93.97	95.45	14.05	11.12	90.52	97.43	92.71	98.18
61~70	95.64	94.66	19.86	16.93	90.50	100.77	90.28	99.03

经单因素方差分析，左侧 $p=0.021$，右侧 $p=0.008$ 均小于 0.05，差异有统计学意义。说明左右侧颞叶体积在年龄段之间存在差异。

(3) 颞叶体积年龄差异分析见表 6-5：由于未通过方差齐次性检验，因此多重比较时选取 Games-Howell 检验。

表 6-5　左右侧体积的单因素分析

组别	人数	均值 /cm³		标准差 /cm³		F		Sig	
		左侧	右侧	左侧	右侧	左侧	右侧	左侧	右侧
18~30	60	93.87	93.41	13.35	10.98				
31~40	60	95.57	98.16	11.96	16.39				
41~50	60	101.89	102.08	14.51	15.11	2.94	3.514	0.021	0.008
51~60	66	93.97	95.45	14.05	11.12				
61~70	60	95.64	94.66	19.86	16.93				

结果显示,41~50 岁年龄组左右侧体积都显著高于 18~30 岁和 51~60 岁年龄组($p<0.05$),其余各年龄组之间均不存在显著性差异,提示颞叶的发育高峰为 41~50 岁,然后才开始逐年萎缩(退变)。

三、颞叶体积测量结果分析

颞叶的解剖结构和功能较复杂,内侧结构(尤其海马和杏仁核)在学习、记忆和情感等方面发挥重要作用,也与某些神经精神疾病如癫痫、精神分裂症、抑郁症、阿尔茨海默病(AD)等有重要关系。同时颞叶与听觉、视觉、语言、记忆等功能都密切相关。语言临床病理学相关性研究证明,优势半球颞上回和颞中回后部(Wernicke)具有感觉性语言功能,此区延伸到至缘上回和角回,Wernicke 区病变和手术损伤即引起失语症。颞叶 Wernicke 区因早年癫痫或局灶病变能引起颞叶体积和部位改变。因此,颞叶外科手术前行 Wada 试验及功能皮质定位(functional cotical mapping)以确定优势半球和语言功能区。术前制定手术计划和选择手术入路也要参照颞叶体积大小。通常认为,在优势半球中央沟与外侧裂交点以前,或者颞前部 3.5cm 之内的颞叶切除,不会产生任何语言功能障碍。

外侧膝状体发出视辐射,其部分纤维折向前下方进入颞叶,绕过侧脑室颞角顶再投向距状裂,在颞叶内形成 Meyer 襻,这是颞叶病变及颞叶切除引起同向上象限视野缺损的原因。研究表明,颞叶体积的大小影响 Meyer 襻的定位。多种疾病累及颞叶,颞叶体积测量和建立正常值十分重要。

国内外许多学者应用 MRI 测量脑结构(包括颞叶),所得结果不一致,使临床应用受限。本研究应用 MRI 测量中国汉族成人右利手颞叶体积,得到正常值范围,为临床颞叶疾病的诊断和治疗提供基础数据。

选择志愿者的标准:均基于无颅脑病变的健康人,但各种研究报道并未统一标准基线,导致测量结果缺乏相互比较的基础。研究表明,连合间径(前连合后缘中点至后连合前缘中点的连线,即 AC-PC 线)较为恒定,而且与许多脑部结构关系密切,是目前国内外普遍用来确定脑内结构立体定位和脑立体定向手术的基线,并且连合间径坐标系已成为国际上应用 PET 和 fMRI 进行脑研究的标准坐标系。本研究采用经 AC-PC 的水平面作为基准横轴位,以 AC-PC 中点垂直于横轴位的冠状位作为基准冠状位,将 AC-PC 的正中矢状位作为基准矢状位像,建立三维空间坐标系,进行大脑结构定量研究具有实用价值。研究表明当扫描层厚大于 3mm 时,受部分体积效应影响 MRI 体积测量的误差加大,获取薄层数据有助于提高测量的准确性,因此本研究所用层厚为 1mm。

脑体积测量为消除颅腔体积差异的影响,并使测量结果具有可比性,需对原始测量值进行标准化处理。在多种不同标准化处理方法中,最常用的是颅内总体积标准化。颅内总体积(total intracranial volume,TIV)为头颅颅腔内的体积,包括脑、脑膜和脑脊液。通常认为神经退行性疾病患者出现脑体积萎缩,而 TIV 稳定不变,是提供最佳可比性的标准,采用 TIV 标准化处理后,个体颅腔体积变异度明显减小。标准化公式见公式 6-1。

$$V_{标} = V_{实} \times M_{均}/M_{实} \qquad 公式\ 6\text{-}1$$

$V_{标}$：经标准化处理后颞叶体积，$V_{实}$：实际测得颞叶体积，$M_{均}$：全部被试平均颅腔前后径、高径与横径的乘积，$M_{实}$：实际测得颅腔体积

经过上述标准化处理后，左右颞叶体积在性别上的差异较标准化处理前显著缩小，该标准化处理能消除测量的个体差异。

脑内结构手动勾画测量除工作量大外，其形态结构不规则是主要测量难点。目前颞叶解剖边界尚无统一标准，加之数据采集方式、设备和后处理方法不同，所得测量值的差异较大。其他影响测量准确性的因素还包括：被试优势半球差异、受教育程度以及测量者的熟练程度等。目前学术界公认测量值的准确性受测量者的影响较大。本研究将海马旁回、海马、杏仁核等结构去除，以外侧裂内端和海马旁回外侧连线（即侧副沟内界）为颞叶的内界，但有的层面侧副沟显示欠清，辨认困难，弥补方法是由三位测量者分别测量，最后记录平均值。

本研究证实左右侧颞叶体积测量值均呈正态分布，男性左侧颞叶体积均值为 97.13cm³，右侧颞叶体积为 97.02cm³，女性左侧颞叶体积为 95.12cm³，右侧体积为 96.42cm³，虽然总体上男性左右颞叶体积分别大于女性，但差异无统计意义（$p>0.05$）。但是左右侧颞叶体积在 5 个年龄组之间却有显著差异，其中以 18~30 岁与 41~50 岁为明显。18~30 岁组颞叶体积明显小于其他 4 组，而 41~50 岁组颞叶体积明显大于其他 4 组。此点可能提示颞叶发育至 41~50 岁才达到定点，然后转向老化，这与多数文献报道随年龄增长颞叶体积逐渐减小不符合，有待于进一步研究。

本研究测量方法与国内外报道基本相似,但在一些测量环节上,例如基准层面选择、扫描层厚及参数等方面有更加详细的要求,样本选择更为严格,除规定详细的纳入和排除标准外,对样本量、左右利手、民族都有进一步要求,并按照年龄段分组。在技术方面,图像后处理引入可扩展标化语言(extensible markup language, XML),便于对数据库进行更为科学的管理。在测量内容上,以往的研究未按年龄分组,而且都是基于全部颞叶体积的测量,未进行详细分割测量。分割测量对颞叶内侧各结构的功能与颞叶功能区研究,以及在多种疾病临床诊治方面的应用奠定了基础。

第三节　顶叶体积测量

顶叶(parietal lobe, PL)是大脑半球靠近顶骨的部分,连接额、颞、枕叶,包含有中央后回、顶上小叶和顶下小叶等脑回。随着 MRI 广泛应用,人类对顶叶功能的研究逐渐深入,顶叶主要包含躯体感觉皮层,接受躯体感觉、听觉和视觉信息,在语言、数学认知、早期浪漫爱情、精神分裂症、思想障碍及创造性等方面发挥重要作用。顶叶受损,患者可出现大脑皮层性感觉异常或感觉障碍、运用不能(失用症)、失读症、病灶对侧同向性下象限盲、空间定位障碍及身体萎缩等症状。

一、顶叶体积测量方法

随机从 3 000 例数据库中抽取 100 例数据,男女各 50 例,应用 mriCroN 软件(Chris Ronden 1.2.9.0 版本),在正中矢状位基础扫描图像上辨认左右顶叶脑结构分界,同时以体轴横断位和冠状位图像作为参考。由于脑叶结构形状不规则,采取手动逐层勾画其边界,为保证测量结果统一客观,由一名测量者通过前期充分学习掌握脑组织神经解剖学的特点,对照脑部 MRI 局部解剖与功能图谱,熟悉脑顶叶沟裂组成,在掌握正常变异的基础上,参考国内外相关文献,在两名神经影像及解剖专家指导下,确定顶叶边界标志。每侧勾画范围包括中央后回、顶上小叶、顶下小叶、旁中央小叶后部、楔前叶以及深部脑白质,其中顶下小叶又分为缘上回和角回。定界标准见图 6-10。依据以上标准逐层勾画顶叶边界后,由计算机软件自动计算出顶叶体积。

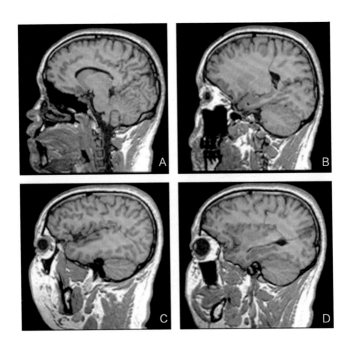

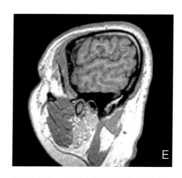

图 6-10　顶叶测量的边界划分

红色曲线即为所勾画顶叶的边界

　　首先在体轴横断位图像上找到中央沟,其前方是额叶、后方为顶叶。中央沟通常不能深达大脑纵裂,测量时以其最深点的冠状位延长线为界。

　　(1)自正中矢状位到扣带沟(顶下沟)消失前层面:其前界为中央沟(正中层面可以定位为中央旁沟);下界为扣带沟或顶下沟;后界为顶枕裂(图 6-10A)。

　　(2)扣带沟(顶下沟)消失至侧脑室后角消失前的层面:前界为中央沟延长线至侧脑室后角最上端做垂线;下界为侧脑室后角上后缘边界处至侧脑室后角与顶枕裂的垂线;后界为顶枕裂(图 6-10B)。

　　(3)岛叶逐渐出现层面:前界为中央沟及延长线至岛叶上环岛沟;下界为沿岛叶顶盖向后下方逐渐勾画至与侧脑室后角的连线;后界为侧脑室后角的后上界与顶枕裂的连线,其中顶枕裂的定位依靠矢状位前层及体轴冠状、横断位图像的三维立体综合图像确定(图 6-10C)。

(4)岛叶大部分出现至侧脑室后角消失层面:前界为中央沟及延长线至岛叶顶盖;内下界为岛叶结构;外下界,①取顶枕裂与枕前切迹连线的中点,②该中点与岛叶上环岛沟最远端的连线;后界为顶枕裂与该中点的连线(图 6-10D)。

(5)岛叶显示逐渐变薄、消失,外侧沟逐渐显示清晰,颞上沟显示清晰与外侧沟大致平行:前界为中央沟;内下界沿外侧沟主支走行排除岛叶皮质层;外下界为颞上沟最后端与外侧沟主支的连线(图 6-10E)。

所有被试均行三维磁化预备梯度回波序列 T_1WI 采集顶叶体积,通过人工手动逐层勾画 ROI,分别测量志愿者左、右侧顶叶体积及全脑体积,考虑到顶叶体积受全脑体积的影响而有较大个体差,所以对实测顶叶体积进行标准化处处理方法和公式与前相同,得出不同性别中国人脑左右侧标准化的顶叶体积,再进行统计学分析和处理。

二、顶叶体积测量结果

1. 顶叶体积测量结果　顶叶体积测量结果见表 6-6。

表 6-6　不同性别左右侧顶叶体积的均值和标准差

性别	侧别	实测均值 /cm³	标准化后均值 / cm³	全脑体积 /cm³
男性	左侧	113.05 ± 11.14	113.03 ± 7.36	1 605.9 ± 115.05
	右侧	111.75 ± 10.61	111.79 ± 7.38	
女性	左侧	103.75 ± 9.96	103.68 ± 6.42	1 444.56 ± 93.26
	右侧	102.22 ± 9.31	102.22 ± 6.54	

大脑顶叶左右侧比较结果见表 6-7,男性顶叶左右侧体积差异不明显,女性左侧顶叶略大。

表 6-7　男女性顶叶体积左右侧配对样本 t 检验结果

(按 $\alpha=0.05$ 水准,$p<0.05$)

	男性 标化前	男性 标化后	女性 标化前	女性 标化后	男女性 总体
t	1.60	1.51	2.27	2.21	2.61
p	0.116	0.137	0.027	0.032	0.01

男女组的单侧顶叶标准化后体积分别比较(独立样本 t 检验)结果见表 6-8,提示男性顶叶体积大于女性,差异有统计学意义。

表 6-8　男女组间顶叶标准化后独立样本 t 检验结果

(按 $\alpha=0.05$ 水准,$p<0.05$)

	左侧顶叶体积标准化后	右侧顶叶体积标准化后
t	−6.76	−6.87
p	0.000	0.000

2. 年龄与顶叶体积的相关性分析见表 6-9,男性顶叶体积与年龄轻度相关,女性无相关性。

表 6-9　顶叶标准化体积与年龄的相关性分析

(按 $\alpha=0.05$ 水准,$p \leqslant 0.05$)

	男性左顶叶	男性右顶叶	女性左顶叶	女性右顶叶
r	−0.31	−0.28	−0.083	−0.14
p	0.03	0.05	0.57	0.33

　　年龄与标准化顶叶体积的相关性见图 6-16,其中男性标准化后顶叶体积与年龄存在轻度负相关,左右侧相关系数分别为 $r = -0.31, p = 0.03, p<0.05$(图 6-11A)和 $r = -0.28, p=0.05$(图 6-11B);女性标准化后顶叶体积与年龄无相关,左右分别为 $r = -0.083, p = 0.57, p>0.05$(图 6-11C)和 $r = -0.14, p=0.33, p>0.05$(图 6-11D)。

三、顶叶体积测量分析

　　国外有研究对大量健康成人进行 MRI 扫描,将所得大脑图像数据进行分割、重建和形态分析、测量,用于探索不同性别、不同年龄脑组织结构体积的差异,得出老年脑结构体积变化和随年龄增加改变的规律。在临床和医学研究中,由于东西方人的脑结构可能有差异,临床实践和科学研究需要判断脑结构正常与异常,因此建立正常中国人脑结构参考值具有重要意义。

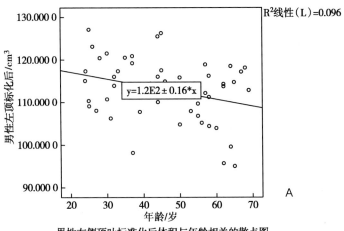

男性左侧顶叶标准化后体积与年龄相关的散点图

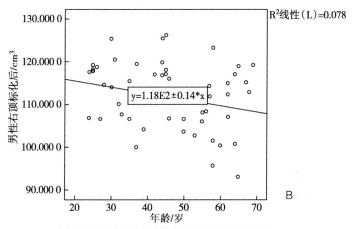

男性右侧顶叶标准化后体积与年龄相关的散点图

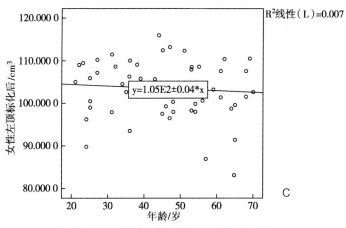

女性左侧顶叶标准化后体积与年龄相关的散点图

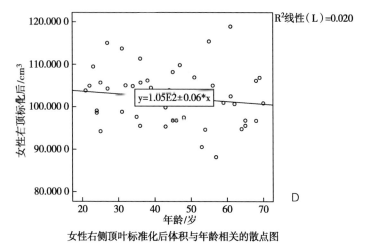

女性右侧顶叶标准化后体积与年龄相关的散点图

图 6-11　标准化后体积测量值与年龄相关的散点图
A. 男性左侧顶叶;B. 男性右侧顶叶;
C. 女性左侧顶叶;D. 女性右侧顶叶

1. 顶叶分界的确定　顶叶的形状不规则,除与额叶分界的中央沟和与枕叶分界的顶枕沟外,与颞叶分界的解剖标志尚无统一认识。关于顶下小叶的脑功能研究文献较多,包含缘上回和角回,但是其解剖变异较大,体积测量值差距较大,提示顶叶体积测量的难度较大。虽然目前有一些自动测量软件,但是文献报道脑结构测量研究多数为手动测量结果。本研究采取逐层手动勾画的方法,前期反复测量、比对,最终确定上述测量方案,一致性良好。本研究采取传统解剖定义:于矢状位图像上顶枕沟上端与枕前切迹连线中点与外侧裂后支末端的连线为界,辅以体轴横断和冠状位图像,有利于准确划分顶叶边界。有国外文献报道左右顶叶体积分别为 122cm³ 和 119cm³，更早期文献报道顶叶体积均值为 96cm³，本研究测量数据与国外数据比较介于二者之间，这可能与角回、缘上回解剖边界定义略有不同有关。

因为本研究的全脑体积测量也是采取矢状位逐层手动勾画完成，与其他文献记录的在前后联合层面体轴横断位图像上测量颅腔左右径、在 AC-PC 线的正中矢状位测量 AC-PC 线的前后、上下径，并测量枕骨大孔前下缘至颅顶内板间的最远距离，这 3 条径线相乘作为颅腔体积有所不同，本研究的颅脑体积测量值与其数据相比较偏小。

2. 顶叶体积的性别差异　男性标准化前后左右侧顶叶体积无明显差异。女性标准化前后左右侧顶叶体积有轻微差异，左侧略大。而男女总体标准化后左侧体积略大于右侧。左右侧顶叶标准化后体积，男性均大于女性。以前有研究表明男性大脑更大些，这可能与男性身材比例更大有关，有报道女性脑灰质较多，而男性脑白质比例较高，顶叶测量值也应该符合此规律。本研究表明总体上左侧顶叶体积略大于右侧，主要体现在女性左侧稍大，而男性左右侧体积差异不显著。国外有文献认为两侧大脑半球部分脑区不对称，如背侧前额叶、海马旁回、顶下小叶、顶叶脑白质左侧略大于右侧，尚无顶叶体积左右侧别差异的文献报道。本研究对象均为右利手，考虑可能与此因素有一定关系。

3. 年龄与男女性别顶叶体积相关性分析　本研究显示男性左右侧顶叶体积与年龄轻度负相关，而女性左右侧顶叶与年龄无相关。有研究表明，前额叶灰质体积随年龄增长明显下降，梭状回、颞叶下部和顶叶上部皮层与年龄有轻度负相关，海马、中央后回、前额部脑白质和顶上小叶脑白质受年龄影响很轻微。海马旁回、前扣带回、顶下小叶、胼胝体、中央前回、中央后回白质、顶下小叶白质均与年龄无显著相关。还有研究认为不同脑区体积随年龄增长而减少,但没有提及顶叶随年龄变化及具体减小值。随年龄增长,不同性别脑萎缩在大脑不同区域有所不同,男性比女性更容易出现脑萎缩。本研究结果与上述文献报道基本相符,男性伴随年龄增长顶叶体积轻度减少,女性顶叶体积与年龄增加无相关。

4. 顶叶体积正常值的意义 顶叶是人脑重要的功能区之一,获得顶叶体积正常值对建立中国正常人脑数据库有重要意义。国外研究表明轻度认知障碍(MCI)和阿尔茨海默病(AD)患者有广泛脑萎缩(包括顶叶),尤其 AD 患者颞顶叶萎缩显著。左顶叶皮层萎缩意味痴呆已进入晚期。顶叶(特别是缘上回和角回)体积减少与精神分裂症也有一定相关。首次发病精神分裂症患者左侧角回体积比正常人减小 14.8%。男性精神分裂症患者左侧顶下小叶的灰质体积比健康人显著减小,导致正常男性左右侧体积不对称性逆转;而女性精神分裂患者与健康女性左右侧顶下小叶体积的不对称性则无明显差别,提示顶叶体积测量对精神分裂症的诊断有一定价值。

第四节 枕叶体积测量

枕叶(occipital lobe,OL)位于大脑后端,以顶枕沟至枕前切迹的连线为前界,负责处理语言、动作感觉、抽象概念及视觉信息。枕叶是人类的视觉中枢,枕叶病变不仅引起视觉障碍,也会引发记忆缺陷和运动知觉障碍。

一、枕叶体积测量方法

随机从 3 000 例数据库中抽取 200 例数据,男女各 100 例,按年龄 18~30 岁、31~40 岁、41~50 岁、5l~60 岁、6l~70 岁分为 5 组,每组男、女各 10 名。应用专业大脑图像处理软件(mriCroN)对大脑内主要结构进行 3D 重组,以矢状位作为主要的测量切面(图 6-12A),在三维图像上动态移动重组坐标,通过横轴位、冠状位辅助辨认枕叶边界(图 6-12B),手动勾画每层的枕叶边界,软件自动测算出枕叶体积。

枕叶边界的确定,在神经影像学及解剖专家的指导下,参照神经解剖学图谱及国内外文献,制定边界标准:内侧面,顶枕沟以后的部分为枕叶(包括楔叶和舌回),距状沟与顶枕沟的交点为颞叶内侧面的后界。外侧面,顶枕沟到枕前切迹(枕极前方约 4cm)的连线为枕叶前界。底面,颞叶内侧面后界和枕前切迹的连线后方为枕叶。在横轴位图像上,顶枕沟首次出现在前后联合平面至胼胝体压部之间的 1~2 个断面上,在扣带回顶部信号消失。因枕叶体积受脑体积大小的影响,所以需对测得枕叶体积进行标准化处理,标准化方法同前所述,脑体积用手工勾画脑实质边界由软件自动测得(图 6-13)。

二、枕叶体积测量结果

1. 大脑枕叶测量值及性别和侧别差异　各组测量数据经过 K-S 正态性检验(Kolmogorov-Smirnov test),均符合正态分布。200 名志愿者标准化前枕叶体积为 $105.37cm^3 \pm 10.41cm^3$,标准化后枕叶体积为 $105.44cm^3 \pm 9.20cm^3$。

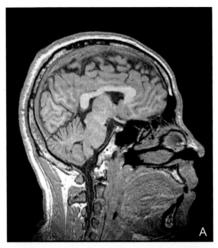

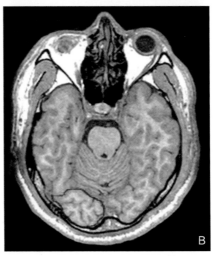

图 6-12 用鼠标勾画的红色区域枕叶边界

A. 矢状位图像上的枕叶边界；B. 横轴位图像上的枕叶边界

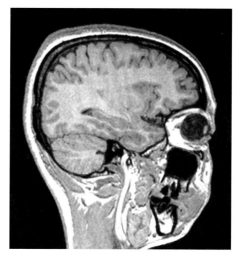

图 6-13　矢状位图像上脑体积边界

红线即为全脑边界,逐层测量面积叠加后得到脑体积

　　标准化前男性枕叶体积为 111.34cm³ ± 9.15cm³,女性的枕叶体积为 99.38cm³ ± 7.85cm³,男性枕叶体积明显大于女性枕叶体积,差异有统计学意义($t = 9.912$, $p = 0.000$)。左右两侧枕叶测量值也是男性大于女性,差异均有统计学意义。

　　标准化前男性左、右两侧枕叶体积差异和女性左、右侧枕叶体积差异均无统计学意义($t=-0.358$, $p>0.05$；$t=1.32$, $p>0.05$)。标准化后男性左、右侧枕叶体积差异和女性左、右侧枕叶体积差异亦均无统计学意义($t=-0.354$, $p>0.05$；$t=1.263$, $p>0.05$),见表6-10。

表 6-10 不同性别、侧别枕叶标准化前后的体积测量值

性别	标准化前				标准化后			
	左侧枕叶/cm³	右侧枕叶/cm³	t	p	左侧枕叶/cm³	右侧枕叶/cm³	t	p
男	55.43 ± 4.83	55.91 ± 4.91	-1.448	>0.05	55.46 ± 3.93	55.94 ± 4.09	-1.467	>0.05
女	49.82 ± 4.43	49.47 ± 4.11	1.060	>0.05	49.86 ± 3.86	49.52 ± 3.62	1.046	>0.05
t	8.560	10.067			10.156	11.754		
p	<0.05	<0.05			<0.05	<0.05		

2. 不同年龄组枕叶体积的比较分析　采用单因素方差分析比较不同年龄组枕叶体积,差异均无统计学意义($F=0.443$, $p>0.05$)。

3. 男、女性枕叶体积与年龄的相关与回归分析　经过 Pearson 相关分析,男、女性枕叶体积与年龄相关极弱($r=0.161$)。经过散点图分析,也可得知枕叶体积与年龄增加无相关(图 6-14)。

三、枕叶体积测量值分析

200 名志愿者大脑枕叶体积标准化前为 $105.37cm^3 \pm 10.41cm^3$,标准化后为 $105.44cm^3 \pm 9.20cm^3$。与国外研究比较,中国汉族成人枕叶体积略大,可能与东西方人的头颅类型差异有关。与其他脑叶伴随年龄增加体积逐渐减小不同,枕叶体积相对稳定,提示伴随年龄增加成人枕叶几乎无明显萎缩。

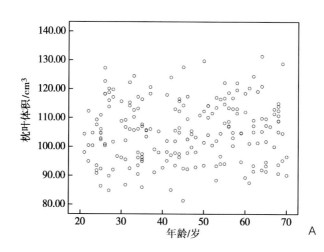

A

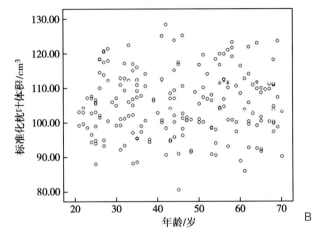

图 6-14　大脑枕叶体积与年龄关系散点图
A. 大脑枕叶标准化前与年龄关系的散点图；
B. 大脑枕叶标准化后与年龄关系的散点图

第五节　岛叶体积测量

大脑岛叶是所有脑叶中唯一隐藏在脑组织深部的脑叶，由岛回组成。岛叶皮质与周围脑叶以前环岛沟、上环岛沟和下环岛沟分界。在 T_1WI 上，岛叶皮质呈等信号，岛回内的白质纤维呈高信号，岛沟与脑脊液信号相似呈低信号。岛叶在矢状位图像上大致呈倒置三角形，由多个岛回组成，周围环以环岛沟与周围结构分界明显。由岛中央沟将岛叶分为前后两部分，岛叶前部主要由前、中、后三个斜形岛短回组成，前、后岛短回一般显示良好，但中岛短回通常显示不良，岛横回和副岛回较小，常位于岛短回的下部。岛叶后部由岛叶中央沟分为前后两个岛长回。上环岛沟与前环岛沟的交点为岛前点,与下环岛沟的交点为岛后点。岛叶皮质凸面最外侧的点为岛顶。

一、岛叶体积测量方法

从3 000例数据库中抽取1 000例数据,男女各500例,按照18~30岁、31~40岁、41~50岁、51~60岁、61~80岁分为5组,每组200名,男女各100名。应用泰瑞公司专用图像处理工作站的Aquariusws软件对图像进行三维重组,获取平行于脑干长轴的重组斜冠状位图像,再辅以横轴位和矢状位图像,辨认岛叶解剖结构。

在重组斜冠状位图像上完成岛叶测量,岛叶内界是由脑白质构成的最外囊,岛叶上界为上环岛沟、下界为下环岛沟,外界为外侧裂的脑脊液,因此,岛叶与周围结构的分界清晰(图6-15),便于勾画轮廓。手动勾画岛叶轮廓后,软件自动测算出其体积测量值。

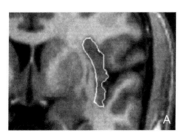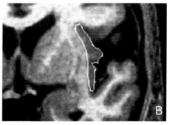

图6-15 斜冠状位图像上的岛叶轮廓

手工勾画岛叶轮廓,图A为18~30岁年龄组,
图B为61~80岁组,清晰显示老年岛叶有萎缩

　　考虑到岛叶体积受脑体积大小影响,对实测岛叶体积进行了标准化处理,方法同前。统计学处理采用 SPSS 软件 11.5 版,测量数据是计量资料,以均数 ± 标准差表示,岛叶体积测量值与年龄进行 Pearson 相关分析,组间差异行单因素方差分析,以 $p<0.05$ 为差异有统计学意义的阈值。

二、岛叶体积测量结果

　　岛叶标准化前后测量值见表 6-11。

表 6-11　岛叶体积测量结果

年龄组	例数	右 /cm³		左 /cm³	
		标化前	标化后	标化前	标化后
18~30	200	8.03 ± 1.16	8.69 ± 1.01	8.27 ± 1.22	9.09 ± 1.108
31~40	200	7.64 ± 1.08	8.14 ± 1.10	8.07 ± 1.11	8.68 ± 0.978
41~50	200	7.29 ± 0.99	8.03 ± 0.91	7.87 ± 1.11	8.81 ± 1.13
51~60	200	7.29 ± 1.07	7.50 ± 0.99	7.60 ± 1.11	8.20 ± 0.98
61~80	200	6.72 ± 0.92	6.99 ± 0.93	7.00 ± 0.93	7.27 ± 0.94

　　注:$p<0.05$

三、岛叶体积测量分析

　　岛叶属于旁边缘系统的一部分,参与完成记忆、驱动、情感、高级自主控制、味觉和嗅觉等不同功能。有文献报道,精神分裂症患者左侧岛叶及双侧岛前小叶体积减小。本研究获得中国汉族健康成人岛叶体积正常参考值与国外数据比较略小。岛叶体积在 18~30 岁组最大,在 60 岁以上组最小,随年龄增加体积逐渐减小,二者呈负相关,但是前三组测量值比较差异无统计学意义,而60岁以上组与前三组比较有显著性差异。提示岛叶萎缩主要发生在60岁以后。本研究得到岛叶体积正常参考值,为判断异常奠定基础。

第六节　小脑体积测量

小脑主要参与躯体平衡和肌肉张力调节和随意运动的协调,近来研究发现小脑还与认知、情感、调节、选择性注意等脑功能有关,并参与大脑皮质更复杂的解决问题活动。许多疾病如癫痫、椎基底动脉供血不足、系统性萎缩等患者均可导致小脑体积缩小。因此,对这些疾病的临床诊断和科学研究均需以小脑的正常值为依据,但国内、外对正常成人小脑体积测量的相关报道较少,且缺乏可靠体积测量方法。此外,由于个体差异、样本量不足等诸多原因,文献关于小脑体积测量值的报道差异较大。本研究基于大样本正常人群三维高分辨MRI数据,使用三维体积分析软件,运用手工勾画感兴趣区(region of interest, ROI)的方法,测量健康中国成年人小脑体积,探讨小脑体积的性别差异及其与年龄的相关关系,建立活体中国成人小脑体积正常参考值,为相关疾病研究提供基础对照值。

一、小脑体积测量方法

从3 000例健康中国成年志愿者数据库中随机选取

500例,男女各250例,均为右利手。按年龄18~30岁(第1组)、31~40岁(第2组)、41~50岁(第3组)、51~60岁(第4组)、61岁以上(第5组)分为5组,每组男女各50人。男性平均年龄44.9岁±13.9岁(19~69岁),女性平均年龄44.8岁±14.3岁(19~69岁)。

　　将前连合后缘中点至后连合前缘中点的连线定为连合间径,通过连合间径中点(原点)所作的三个基准平面,即获取头颅标准横轴位、冠状位和矢状位图像先在矢状位图像上观察扣带回大体轮廓,再在三维图像上动态移动重建坐标,通过矢状位、冠状位确认小脑边界。冠状位重建图像的层间隔2mm,层厚2mm,在冠状位图像上对小脑结构进行分割,应用勾画ROI的方法测量其体积。

　　小脑位于大脑半球后方,覆盖在脑桥及延髓之上,横跨在中脑和延髓之间。小脑中部狭窄称小脑蚓,两侧膨大部称小脑半球,后外侧裂将小脑分成绒球小结叶和小脑体两大部分,小脑的表面被覆一层灰质为小脑皮层,皮层下方是小脑髓质,由出入小脑的神经纤维和4对小脑深部核团组成。体积测量包括小脑半球灰质和白质,以冠状位图像第一个观察到小脑的层面开始勾画,测量体积包括小脑扁桃体与绒球小结叶,但不含小脑蚓。小脑半球与小脑蚓及脑干在结构上的边界难以区分,且存在个体差异,故本研究制定如下标准:①脑干出现层面,冠状位上仅测量小脑灰质部分,白质部分不纳入测量范围;②部分小脑蚓被中线处小脑半球所覆盖,统一规定从冠状位出现小脑蚓的层面开始,仔细区分小脑半球白质与蚓部的边缘作为测量分界(图6-16)。

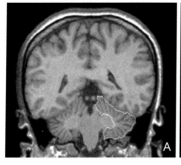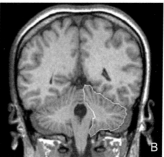

图 6-16　在冠状位图像上勾画脑干与小脑的分界

A. 脑干与小脑半球的分界, 小脑脚不列入感兴趣区;

B. 勾画小脑蚓与小脑半球, 小脑蚓不在测量范围之内

二、小脑体积测量结果

1. 小脑总体积测量值见表 6-12。

表 6-12　成人小脑体积正常值

性别	例数	总体积 /cm³	95% 正常值范围 /cm³
男性	250	216.89 ± 23.38	176.77~270.44
女性	250	202.91 ± 220.87	163.46~245.93

2. 不同年龄组小脑体积测量值及 95% 置信区间见表 6-13。各组数据经 K-S 正态性检验, 均符合正态分布, 男性小脑体积大于女性, 差异有统计学意义。

表 6-13　成人不同年龄组小脑总体积

组别	性别	例数	体积 /cm³	95% 置信区间 /cm³
第 1 组	男性	50	229.45 ± 220.00	223.20~235.70
	女性	50	209.58 ± 260.35	202.18~216.97
第 2 组	男性	50	229.85 ± 231.47	223.27~236.43
	女性	50	211.11 ± 215.66	204.99~217.25
第 3 组	男性	50	213.19 ± 186.88	207.88~218.50
	女性	50	202.52 ± 181.92	197.35~207.69
第 4 组	男性	50	209.85 ± 212.96	203.80~215.90
	女性	50	200.50 ± 196.62	194.97~206.03
第 5 组	男性	50	202.14 ± 183.09	196.93~207.34
	女性	50	190.91 ± 188.00	185.57~196.26

3. 不同年龄组成年男性小脑体积均大于女性,进一步行组间两两比较,可见成年男性第 5 组小脑体积与前 3 组比较均有统计学差异($p<0.05$),与第 4 组比较差异不显著($p>0.05$)。成年女性第 5 组小脑体积与前 4 组比较均有统计学差异($p<0.05$)。

4. 成年男女小脑体积与年龄的相关与回归分析　成年男性和女性小脑体积(Y)与年龄(X)均呈负相关($r =-0.443$、-0.318,p 均 <0.001),回归方程分别为:Y= $250.25-0.74 \times$ 年龄,Y=$224.90-0.49 \times$ 年龄。年龄每增长 10 岁,成年男性小脑体积减少约 7.43cm³(2.96%),成年女性小脑体积减少约 4.90cm³(2.18%)。小脑体积与年龄的相关与回归、散点图与回归直线见图 6-17。

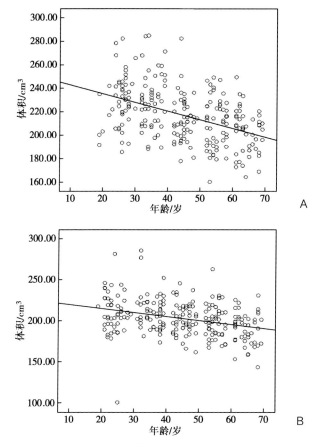

图6-17　小脑体积与年龄呈直线相关

经 Pearson 相关分析,成年男(A)女(B)性小脑体积与年龄均存在负相关(R<0,p<0.05);但与女性比较,男性的负相关更强

回归分析得出成年男性回归方程为 Y(小脑体积)= 250.25−0.74 × 年龄,成年女性回归方程为 Y(小脑体积)=

224.89-0.49×年龄,经过小脑体积与年龄回归分析可以看出,成年男女小脑体积与年龄均存在线性回归关系。年龄每增长10岁,成年男性小脑体积减少7.32cm³(2.96%),女性小脑体积减少4cm³(2.18%)。

三、小脑体积测量分析

本研究表明:中国正常成年男女小脑总体积的正常值范围分别为176.77~270.44和163.46~245.93cm³。成年男性小脑体积大于女性,差异有统计学意义,这可能与男性脑容量比女性大有关。研究表明不同脑结构的生理性萎缩出现的时间和方式不同。Raz等认为小脑体积与年龄和性别有关,而且与全脑体积萎缩保持一致。

本研究表明男女小脑体积在30岁以后均呈线性下降,与文献报道结果基本一致。经不同年龄组的两两比较,发现50岁以上者,男性和女性小脑体积都有显著缩小,但萎缩程度和速率不同,40岁以上男性的小脑体积显著缩小;而60岁以上女性的小脑体积萎缩速率速率才加快。有研究报道认为与年龄相关的前额叶体积显著萎缩,影响了小脑、丘脑、岛叶及海马等脑结构。

Grieve等研究223例8~79岁的健康人,发现年龄每增长10岁,全脑体积约减少3.1%。Raz等报道200例18~81岁健康人,提示年龄每增长10岁,小脑半球脑体积约减少2%,本研究结果表明年龄每增长10岁、小脑体积减少2.6%,与Raz数据比较,本研究小脑体积萎缩速度慢于全脑体积萎缩。提示在研究小脑相关功能神经影像时,必须考虑年龄因素。

第七节　侧脑室体积测量

侧脑室位于两侧大脑半球内,左右各一,其额角左右相似,形态光滑,呈眉状向前伸入额叶,两侧前角间为透明隔,可见室间孔。侧脑室后角呈弯角形自三角区伸入枕叶,两侧略有差异。脑室与蛛网膜下腔内含有脑脊液,除具有缓冲保护脑组织的生理功能外,还有淋巴系统的作用,能输送激素及神经递质到达靶器官,其 pH 值变化尚能调节脑血流量与肺通气量,构成川流不息的"第三循环"。目前,人们对于正常脑室系统的形态和容量进行了多方面研究。许多作者通过脑室 - 脑的面积之比率、侧脑室线性测量、面积测量及死后尸体侧脑室铸型测量等方法来测定侧脑室的容量。但是,侧脑室形态不规则给测量带来困难,多数研究的样本量较小,且存在中国人群资料欠缺,未用高场强MRI 的高分辨图像进行测量等局限性,故测量结果的差异较大。

一、侧脑室体积测量方法

从数据库中随机抽取 500 例数据,按照 18~30 岁、31~40 岁、41~50 岁、51~60 岁、61 岁以上分为 5 组,每组包括100 例志愿者,组内男女均为 50 例。

应用东北大学的 Midob 软件,将前连合后缘中点至后连合前缘中点的连线定为连合间径,通过连合间径中点(原点)作三个基准平面,获取头颅标准横轴位、冠状位和矢状位图像。先在矢状位图像上观察侧脑室大体轮廓,再在三维图像上动态移动重建坐标,通过轴位确认侧脑室边界。轴位重建层间隔和层厚均为 2mm,在轴位图像上,采用三维体积分析软件,通过手工勾画 ROI,对左右侧脑室逐一勾画轮廓(图 6-18),先得出单层面积,覆盖各层的连续勾画结束后,由软件自动生成体积测量值。

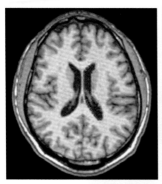
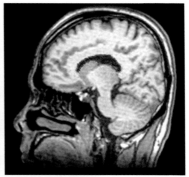
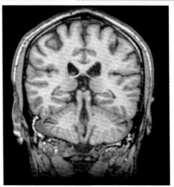

图 6-18　颅脑三维图像及其勾画侧脑室感兴趣区的示意图

红线区域即为侧脑室边缘

二、侧脑室体积测量结果

侧脑室体积测量值　双侧侧脑室体积均值为 $26.59cm^3 \pm$ $15.32cm^3$，男、女性双侧侧脑室体积均值见表 6-14 和图 6-19，不同年龄组侧脑室体积测量值见表 6-15。

表 6-14　中国正常成人侧脑室体积　　　　单位:cm^3

性别	双侧		左侧		右侧	
	总平均体积	95% 置信区间	体积	95% 置信区间	体积	95% 置信区间
男性	29.88 ± 16.88	27.76~ 31.96	15.80 ± 8.94	14.69~ 16.91	14.06 ± 8.45	13.00~ 15.11
女性	23.29 ± 12.77	21.70~ 24.89	12.19 ± 7.12	11.30~ 13.80	11.11 ± 6.43	10.30~ 11.90

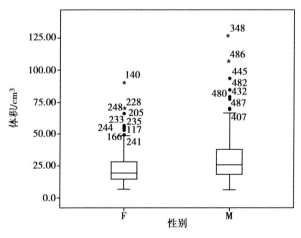

图 6-19　男女双侧脑室体积分布图

各组数据经 K-S 正态性检验均符合正态性分布,男性侧脑室体积大于女性,差异有统计学意义。无论男女性别,左侧侧脑室均大于右侧,具体数值见表 6-15。不同年龄组侧脑室体积的两两比较见表 6-16(p)。

表 6-15 中国正常成人不同年龄组侧脑室体积

组别	性别	平均年龄	例数	侧别	体积 /cm³
第 1 组	男性	25.4 ± 2.6	52	左侧	12.90 ± 6.43
				右侧	12.01 ± 6.46
	女性	24.8 ± 2.2	53	左侧	9.06 ± 3.45
				右侧	8.34 ± 3.75
第 2 组	男性	34.7 ± 3.1	55	左侧	12.20 ± 8.04
				右侧	11.10 ± 9.54
	女性	35.1 ± 2.7	49	左侧	9.69 ± 4.41
				右侧	8.75 ± 3.45
第 3 组	男性	45.3 ± 2.9	49	左侧	15.27 ± 7.00
				右侧	13.27 ± 6.21
	女性	45.7 ± 2.6	51	左侧	12.14 ± 8.38
				右侧	10.73 ± 4.76
第 4 组	男性	54.9 ± 2.8	49	左侧	17.50 ± 9.38
				右侧	15.91 ± 8.52
	女性	55.3 ± 2.8	54	左侧	12.92 ± 7.37
				右侧	11.32 ± 6.2
第 5 组	男性	65.7 ± 3.7	46	左侧	22.17 ± 10.17
				右侧	18.82 ± 8.85
	女性	64.7 ± 3.0	42	左侧	18.19 ± 7.43
				右侧	17.51 ± 9.03

表 6-16　不同年龄组侧脑室体积的两两比较

组间比较	男性		女性	
	左侧	右侧	左侧	右侧
第 1 组与第 2 组	0.629	0.545	0.421	0.566
第 1 组与第 3 组	0.077	0.324	0.015*	0.005*
第 1 组与第 4 组	0.005*	0.011*	0.001*	0.003*
第 1 组与第 5 组	0.000*	0.000*	0.000*	0.000*
第 2 组与第 3 组	0.041*	0.169	0.072	0.019*
第 2 组与第 4 组	0.002*	0.008*	0.009*	0.012*
第 2 组与第 5 组	0.000*	0.000*	0.000*	0.000*
第 3 组与第 4 组	0.082	0.185	0.614	0.591
第 3 组与第 5 组	0.001*	0.000*	0.000*	0.000*
第 4 组与第 5 组	0.022*	0.022*	0.001*	0.000*

* 为 $p < 0.05$

　　可见男性第 5 组（61 岁以上）双侧侧脑室体积与前 4 组的差异均有统计学意义，第 4 组（51~60 岁）双侧侧脑室体积与第 1、2 组（18~30 岁、31~40 岁组）的差异均有统计学意义。女性第 5 组双侧侧脑室体积与前 4 组的差异均有统计学意义，第 4 组双侧侧脑室体积与第 1、2 组的差异均有统计学意义，第 3 组（41~50 岁）双侧侧脑室体积与第 1 组的差异有统计学意义。

三、侧脑室体积测量分析

脑室系统的结构十分不规则,国际脑图谱研究单位一般将可见第四脑室的最后一个层面确定为脑室系统的末端。Talairach 首先提出使用 AC-PC 作为坐标轴对颅内结构进行描述,是国际公认恒定基线。

本研究得出中国正常成年人的双侧侧脑室总体积的正常值范围(95% 置信区间):男性为 27.76~31.96cm^3,女性为 21.70~24.89cm^3。左侧侧脑室体积正常值范围(95% 置信区间):男性为 14.69~16.91cm^3、女性为 11.30~13.08cm^3;右侧侧脑室体积正常值范围(95% 置信区间):男性为 13.00~15.11,女性为 10.30~11.90cm^3。成年男性侧脑室的体积测量值大于女性(差异具有统计学意义),可能与男性大脑总体积大于女性有关。成年男女左侧侧脑室体积均大于右侧(差异具有统计学意义),说明左右侧脑室具有不对称性。不对称性是正常人大脑两半球的重要特征之一。本研究测量的侧脑室左右体积不对称,而且右侧小于左侧,可能与脑实质体积右侧大于左侧有关,需将本研究结果或正常人左右脑实质体积测量相结合才可最终定论。

本研究采用大样本量侧脑室体积测量,并进行侧脑室体积与年龄关系分析,发现男女双侧侧脑室体积随年龄增长逐渐扩大,在 60 岁以后扩大得更明显,这与其他学者的研究结果一致:人类侧脑室体积随年龄增大而增加,尤其在 50~60 岁以后,大脑皮质生理性萎缩与侧脑室扩大吻合。一些学者提出,60 岁左右是人脑衰老的开始,脑内许多实质结构体积缩小,这可能是侧脑室体积 60 以后显著扩大的原因。本研究通过对不同年龄组不同侧别侧脑室体积的多组之间两两比较得知,男女侧脑室体积显著性增大的起始年龄组不同,男性为 51 岁以上,女性为 41 岁以上,换而言之,女性侧脑室体积显著性增大较男性出现早;而 61 岁以后是侧脑室体积增大的又一个高峰,可能说明,中老年人脑实质组织生理性萎缩的速度要快于青中年人。侧脑室体积变化错综复查,不同性别、不同年龄段、不同侧别均各有差异。本研究显示,侧脑室扩大在 41~51 岁年龄段发生,女性早于男性,在 60 岁后,男、女性均出现侧脑室体积的快速扩大,这是否与脑组织萎缩模式一致尚需要进一步研究证实。而对多种神经退行性疾病(如 AD),其早期病理改变可能发生在中年(41~61 岁),而非目前认为的以 60 岁以上年龄段为主。因此针对 41~61 岁年龄段人群进行脑结构普查,也许是提前发现 AD 倾向的方法。

第八节　第四脑室体积测量

交通性脑积水、颅内高压、第四脑室内出血扩张、某些精神类疾病、脑萎缩、第四脑室及周围结构占位性病变均可导致第四脑室大小变化,对这些疾病的临床诊断和科学研究均需以第四脑室体积的正常值为依据。国内外对正常成人第四脑室大小的测量均局限于小样本的 CT 径线测量或者研究 CT 与尸体标本测量的一致性。由于径线测量难以完全反映第四脑室体积大小,而尸体标本不能反映活体正常形态和大小,因此需要得到活体第四脑室体积的正常参考值。

本研究从 3 000 例正常成人志愿者数据库中抽取 1 000 例数据,年龄为 18~70 岁,平均 45 岁 ± 14 岁,再按年龄分为:A(18~30 岁),B(31~40 岁),C(41~50 岁),D(51~60 岁)和 E(61~70 岁)五组,每组包含男、女各 100 名。应用东北大学编制的数据库和测量软件(Midobl)2.0 版,自动追踪结合手工勾画 ROI 的方法测量第四脑室体积。

一、第四脑室体积测量方法

动态移动重组坐标,经冠状位图像辅助辨认第四脑室边界,主要在重组矢状位图像上测量,采用软件自动追踪并根据第四脑室边界的解剖标志结合手工勾画每层第四脑室的轮廓,由软件自动计算出其体积。

第四脑室底呈菱形,以脑干后缘为界,底的上部为三角形,其侧面以向中央导水管汇聚的小脑上脚为界;底的下部亦呈三角形,在尾侧以薄束和楔束结节为界,其后限为闩;第四脑室的顶部以上髓帆和下髓帆为界。第四脑室顶和底在 T_1WI 上对比度良好,很容易确定边界。第四脑室嘴侧在中脑和脑桥接合处与中脑导水管相通连,可在下丘下缘作一条与脑干背侧垂直的短直线为其上限(图 6-20A),尾侧以闩为下限标志点,部分第四脑室顶部下侧与小脑延髓池相通的 Magendie 孔较大、下髓帆菲薄,边界不容易辨认,需在闩与小脑前下缘之间画一直线作为其界线(图 6-20B)。第四脑室外侧矢状位层面两外侧界线在外侧隐窝关闭时则边界容易辨认,未见低信号脑脊液影即到达外侧界线(图 6-20C),如侧隐窝为开放状,桥小脑池呈喇叭口状与第四脑室外侧隐窝相连,下小脑脚消失层面即视为第四脑室外侧结束（图 6-20D）。

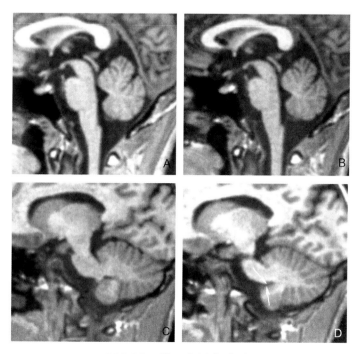

图 6-20　第四脑室测量标志

二、第四脑室体积测量结果

1. 第四脑室体积的性别差异　男、女性第四脑室体积分别为：2.2cm^3 ± 0.9cm^3 和 1.9cm^3 ± 0.6cm^3，男性第四脑室体积大于女性，差异有统计学意义（t=5.573，p=0.000）。

2. 不同年龄组第四脑室体积的组间比较见表 6-17。

男性 5 组之间的第四脑室体积测量值的差异均有统计学意义($F=2.639,p=0.033$);进一步进行组间的两两比较,发现A、B、C、D 组的组间差异无统计学意义,但是前四组与 E 组比较,组间差异均有统计学意义(p 均 <0.05)。女性五组之间测量值的差异无统计学意义($F-1.788,p-0.130$)。

3. 第四脑室体积与年龄的相关分析　相关性分析显示,女性第四脑室体积测量值与年龄无相关($r=0.041$,$p=0.360$);男性第四脑室体积测量值与年龄弱相关($r=0.119$,$p=0.008$)。

表 6-17　不同年龄组第四脑室体积的组间比较

组别	男 /cm³	女 /cm³
18~30 岁	2.1 ± 0.9	2.0 ± 0.7
31~40 岁	2.2 ± 0.8	1.9 ± 0.6
41~50 岁	2.2 ± 0.8	1.8 ± 0.6
51~60 岁	2.1 ± 1.0	1.9 ± 0.7
60 岁以上	2.4 ± 0.8	2.0 ± 0.6

三、第四脑室体积测量分析

本研究结果显示,基于三维高分辨率数据库,应用自动追踪技术结合手工勾画 ROI,在重组矢状位图像上准确显示第四脑室,在 3~5min 内完成其边缘轮廓的勾画和测量非常方便临床和科研应用。

第四脑室体积与年龄、性别的相关性尚存在较大争议,正常人第四脑室体积大小随年龄增长变化,可能与其周围结构(如脑干、小脑等)的萎缩程度有关。但是既往研究存在样本量较小、未能分性别进行对比研究等不足。本研究未见第四脑室随年龄的显著扩大,提示其位于其周围的脑干和小脑无显著萎缩。男性 60 岁以后第四脑室扩大更为明显,提示随年龄增长脑萎缩加剧,而女性 60 岁以后并无此趋势,分析可能女性的雌激素有对抗脑萎缩作用。

第九节　脑桥体积测量研究

脑桥与中脑、延髓共同组成脑干,并与延髓共同调节呼吸速率。许多运动系统疾病和神经退行性疾病均导致脑桥功能和 / 或结构改变。目前临床对于这些疾病尚缺乏早期、有效、客观的诊断手段。本研究获取脑桥正常参考值,观察脑桥随年龄变化和性别差异。

一、脑桥体积测量方法

从数据库中抽取 1 000 例数据,按照≤ 30 岁、31~40 岁、41~50 岁、51~60 岁、≥ 61 岁分为 5 组,每组 200 名,其中男、女各 100 名。年龄在 18~76 岁之间,平均 45.1 岁 ±14.3 岁。

应用东北大学的 Midob 软件在正中矢状位图像上辨认大脑前连合(AC)、后连合(PC),以二者的连线为基线生成体轴横断位图像用于测量(图 6-21A~C)。

同时利用矢状位和冠状位图像(图 6-21D、E)辅助辨认脑桥结构边界,手工勾画感兴趣区确定出脑桥的轮廓,测量各层面面积,由软件自动计算出脑桥体积。

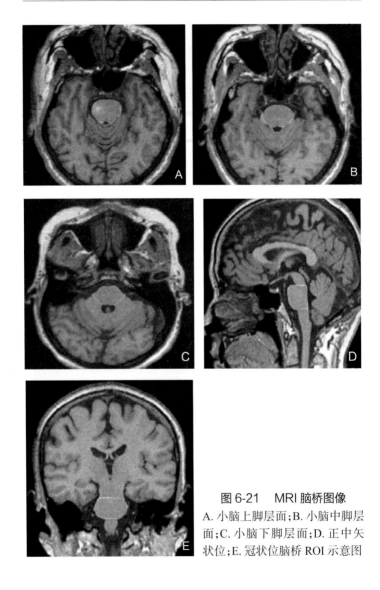

图 6-21　MRI 脑桥图像

A. 小脑上脚层面；B. 小脑中脚层
面；C. 小脑下脚层面；D. 正中矢
状位；E. 冠状位脑桥 ROI 示意图

脑桥边界的确定

(1)脑桥上界:以脚间池消失的层面为脑桥测量的起始层面;

(2)脑桥下界:延髓与脑桥以横行的延髓脑桥沟相连,延髓脑桥沟内有展神经,面神经及前庭窝神经,本研究以上述神经消失的层面为脑桥体积测量的结束层面;

(3)脑桥前界:因脑桥前方为桥前池,二者信号差别大,界限清楚,易于分辨;

(4)脑桥后界:脑桥后方为中脑导水管、第四脑室及小脑,脑桥腹侧向后外逐渐移行为小脑上脚、中脚及下脚与小脑相连,因此确定脑桥后界的关键是确定脑桥与小脑脚的分界。脑桥与小脑中脚在解剖学上以三叉神经根为界,但脑桥与小脑上脚及下脚尚无统一解剖学分界,只能根据测量者的经验确定其界限。小脑上脚体积相对较小,在轴位横断图像上其位于第四脑室两侧,可从脑桥上方层面向下追溯,沿第四脑室前壁确定其与脑桥界限。通过冠状位及矢状位图像辅助,沿三叉神经根层面向下追溯至小脑下脚层面,脑桥与小脑下脚的分界点正好为前庭窝神经根,故以前庭窝神经根作为脑桥与小脑下脚的分界点。为消除个体差异对脑桥体积测量值准确性的影响,采用前述方法进行经颅脑容积校正的标准化脑桥体积。应用 17.0 版的 SPSS 统计软件进行统计学分析,不同年龄组、不同性别被试脑桥体积进行单样本 t 检验、独立样本 t 检验及 Pearson 相关分析,以 $p<0.05$ 为差异有统计学意义的阈值。

二、脑桥体积测量结果

标准化后,各年龄组、不同性别被试的脑桥体积见表 6-18 和图 6-22。

表 6-18 标准化脑桥体积测量值

组别	男性 /cm³		女性 /cm³	
	脑桥体积	正常范围	脑桥体积	正常范围
≤ 30	19.75 ± 2.40*	19.27~20.22	18.93 ± 2.02*	18.53~19.33
31~40	20.30 ± 2.52*	20.42~21.43	20.19 ± 2.27*	19.74~20.64
41~50	20.90 ± 2.09	20.48~21.31	20.55 ± 2.52	20.05~21.05
51~60	21.05 ± 2.38	20.59~21.52	20.86 ± 2.41	20.39~21.33
≥ 61	20.85 ± 2.41	20.37~21.33	20.71 ± 2.56	20.21~21.22
总体	20.70 ± 2.40*	20.49~20.91	20.25 ± 2.50*	20.04~20.47

注:*:$p < 0.05$

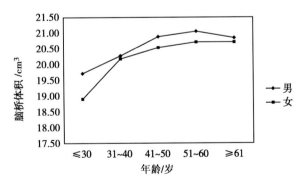

图 6-22 脑桥体积随年龄增长的变化趋势

男性体积大于女性,30 岁之前差别较大,
然后随年龄增长逐渐增大,51 岁之后同步减少

三、脑桥体积测量分析

有研究表明,脑组织中灰质随年龄增长的萎缩程度较白质明显,而脑桥中白质占绝对优势,因此脑桥萎缩速度相对较慢,本研究显示随年龄增长脑桥的相对体积在50岁之前呈增大趋势,51岁以后才逐渐萎缩,以男性更明显。

本研究的局限性:在进行标准化时采用全脑的体积进行校正,而脑实质随着年龄的增长会出现不同程度萎缩,因此本研究获得的脑桥体积是脑桥相对于全脑的相对体积,反映的不仅是脑桥本身的变化,还包括整个脑实质随年龄的变化。

第十节　海马体积测量

海马(hippocampus)在人类学习、记忆和情感等方面发挥重要作用,并与某些神经、精神疾病如阿尔茨海默病(AD)、癫痫、精神分裂症、抑郁症等的发生密切相关。判断海马体积改变是评价海马正常生理状态和病理变化的基础,以 AD 为例,海马体积测量是诊断 AD 的主要依据。但海马体积与颅内容积(intracranial volume, ICV)密切相关,女性的头颅较小,其正常海马有可能比男性萎缩海马的体积小。为客观判断个体海马体积是否正常,必须对海马体积的原始测量值与颅脑容积进行校正。为获得海马体积校正体积的国人正常参考值,故开展本研究。

145

一、海马体积测量方法

从国人正常 MRI 脑数据库中抽取 800 名年龄 18~76 岁的数据,其中男、女各 400 名,男性平均年龄 39.5 岁 ± 11.3 岁,女性平均年龄 39.8 岁 ±11.6 岁。应用东北大学专用大脑图像处理软件(Midob)对海马进行三维重建。测量左侧海马体积(1eft hippocampus volume,LHCV)、右侧海马体积(right hippocampus volume,RHCV)和颅内容积(ICV)。海马定界方案参考 Watson 和 Maller 的定界方法。ICV 测量采用传统头颅高径、前后径、左右径相乘的方法得出。分别采用相除法和协方差法对海马测量绝对值进行校正:

1. 相除法　即海马体积与 IVC 的比值。由于相除法所得数值过小,不利于应用,故乘以 1 000。

2. 协方差法的计算公式　$NV= OV-Grad(TCV_1-TCV_{mean})$,其中 NV 为海马体积校正值,OV 为原始海马体积测量值,Grad 为海马体积与 IVC 的回归线梯度(即斜率),TCV_1 为 ICV 实测值,TCV_{mean} 为所有被试的 ICV 平均值。协方差法要求海马体积与校正因素之间有较高相关度。

应用 11.5 版 SPSS 软件包进行统计学分析处理,包括数据正态分布检验、方差齐性检验、相关性分析等,对被试标准化前后不同侧别、性别的海马体积比较进行配对样本 t 检验,以 $p<0.05$ 为差异有统计学意义的阈值。

二、海马体积测量结果

不同性别、不同侧别海马体积与 ICV 的相关分析见表 6-19。

表 6-19 海马体积及与颅内容积的相关性

变量	样本数	体积 /cm^3	r	F	p
LHCV	800	5.45 ± 0.61	0.55	36.08	<0.01
RHCV	800	5.18 ± 0.67	0.49	25.94	<0.01
ICV	800	2 773.50 ± 271.62	–	–	–
LHCV（男）	400	5.33 ± 0.68	0.33	4.43	0.04
RHCV（男）	400	5.65 ± 0.54	0.39	6.67	0.01
ICV（男）	400	2 964.26 ± 260.18	–	–	–
LHCV（女）	400	5.05 ± 0.64	0.57	20.10	<0.01
RHCV（女）	400	5.27 ± 0.63	0.55	17.97	<0.01
ICV（女）	400	2 613.67 ± 250.24	–	–	–

注：RHCV，右侧海马体积；LHCV，左侧海马体积；ICV，颅内体积；r，海马体积与颅内体积的相关系数

不考虑性别因素左、右侧海马结构体积与 ICV 呈正相关（r=0.55、0.49，p 均 <0.001），考虑到性别因素，男性的海马体积与 ICV 的相关系数较低（左侧：r=0.33，p=0.04；右侧：r=0.39，p=0.01）；女性海马体积与 ICV 的相关系数较高（左侧：r=0.57；右侧：0.55，p 均 <0.001），右侧海马体积与 ICV 呈正相关（图 6-23）。

以 ICV 经相除法校正海马体积后，左、右侧海马体积与 IVC 的相关性较校正前减小（左侧：r=-0.33，F=10.11，p<0.0；右侧：r=0.29，F=7.46，p<0.01），以右侧为例（图 6-24）。经协方差法校正的左、右侧海马体积与 IVC 无相关（左侧：r=0.13，F=1.40，p=0.24；右侧：r=0.10，F=0.76，p=0.39），以右

侧为例（图 6-25）。

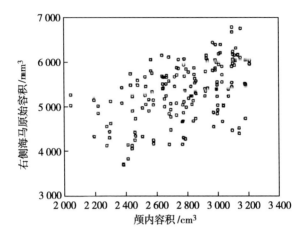

图 6-23　右侧海马原始体积与颅内容积关系的散点图

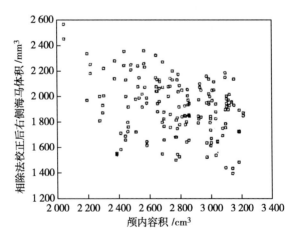

图 6-24　相除法校正的右侧海马体积与颅内容积关系的散点图

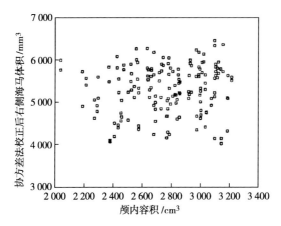

图 6-25 协方差法校正的右侧海马体积与颅内容积关系的散点图

校正后的海马原始体积在不同性别间的差异见表 6-20。

表 6-20 校正海马体积性别间差异

变量	男 /cm³	女 /cm³	t	p
RHCV	5.19 ± 0.68	4.90 ± 0.63	7.326	<0.001
LHCV	4.90 ± 0.67	4.65 ± 0.62	6.586	<0.001
RHCV/ICV × 10³	1.88 ± 0.19	2.01 ± 0.21	−3.753	<0.001
LHCV/ICV × 10³	1.77 ± 0.21	1.92 ± 0.21	−3.287	<0.001
Crct Volume R	5.33 ± 0.55	5.38 ± 0.50	−0.526	0.600
Crct Volume L	4.99 ± 0.65	5.15 ± 0.52	−1.353	0.179

注:RHCV,右侧海马体积;LHCV,左侧海马体积;RHCV/ICV,右侧海马体积与颅内容积比值;LHCV/ICV,左侧海马体积与颅内容积比值;Crct Volume R,经协方差法校正后的右侧海马体积;Crct Volume L,经协方差法校正后的左侧海马体积

男性左、右侧海马体积绝对值均大于女性 t=7.326、6.586，p 值均 <0.001）。经相除法标准化后，不同性别海马结构体积间差异仍有统计学意义，但女性左、右两侧海马体积与 ICV 的比值大于男性（t=-3.753、-3.287，p均 <0.001）。而经协方差法校正后不同性别海马体积差异无统计学意义（左侧：t=-0.526，p=-0.179；右侧：t=1.353，p=-0.600）。

三、海马体积测量分析

海马体积是评价海马正常生理状态与病理变化的基础，准确测量海马体积对相关临床和科学研究具有重要意义。已往研究发现，成人海马体积与年龄、侧别和性别有关。为了降低个体差异对体积测量的影响，可采用 ICV 或者全脑容积进行测量绝对值的校正，有学者认为 ICV 在18 岁后相对稳定，是较好的校正因素。本研究发现海马体积与 ICV 显著相关（左、右侧相关系数分别为 0.55、0.49，p均 <0.001)，与相除法比较，协方差法的计算复杂，但其校正数据的正态分布更佳。本研究对上述两种校正方法进行对比分析，发现二者均能减小海马结构与 ICV 的相关性，但协方差法可消除 ICV 对海马体积测量的影响，校正效果更好。

本研究提示正常人右侧海马体积大于左侧，男性海马体积大于女性，标准化后的海马体积不存在性别差异。采用 ICV 校正可有效减小颅内体积对海马体积测量值的影响，协方差法比相除法的效果更佳正。

第十一节　杏仁核体积测量

杏仁核在人类感觉、情绪和记忆过程中发挥着重要作用,多种疾病均可引起杏仁核体积变化,研究杏仁核正常体积对神经影像学研究和临床诊断具有重要意义。目前对杏仁核体积研究的报道较少;已有报道的样本量较少,且在成像方式、影像后处理和边界划分等方法学上不同,导致其测量体积值差异较大。

一、杏仁核体积测量方法

从健康汉族成人数据库中抽取 1 000 名数据,年龄 18~78 岁,平均 43.6 岁 ±13.9 岁,并按年龄段分为 5 组:第 1 组:18~30 岁(229 名),其中男 117 名、女 112 名;第 2 组:31~40 岁(195 名),其中男 105 名、女 90 名;第 3 组:41~50 岁(227 名),其中男 98 名、女 129 名;第 4 组:51~60 岁(212 名),其中男 106 名、女 106 名;第 5 组:6l 岁以上(137 名),其中男 67 名、女 70 名。

应用东北大学 Midob 三维测量软件,先选取经胼胝体嘴和前联合的冠状位 MRI 图像,此层面与脑干长轴平行,然后在三维图像上通过矢状位和横轴位图像辅助辨认杏仁核边界,勾画出杏仁核轮廓,对包含杏仁核结构的层面上逐层分割杏仁核边界(图 6-26)。

杏仁核为橄榄形灰质团块,前贴前穿质,后下部与尾状核尾相连,内邻梨形皮质,外接屏状核,背靠豆状核,腹侧与海马旁回钩的皮质相邻。MRI 冠状位图像能清晰显示杏仁

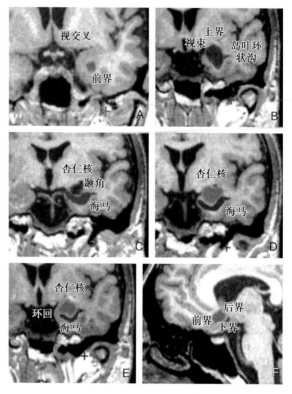

图 6-26 杏仁核测量

A:在冠状位加权图像上,杏仁核前界出现在视交叉层面上;B:冠状位图像上杏仁核上界是岛叶环状沟下端与视束上外部之间的连线;C:杏仁核后界常以海马白质上方与海马头外侧初现灰质为准,如果海马白质辨认不清,则将颞角作为边界;D:杏仁核位于侧脑室颞角上方,出现海马时,二者之间可见薄层海马白质分隔;E:可见环回包绕杏仁核内侧界;F:矢状位 T_1 加权像上清晰显示杏仁核前界、下界和后界,一般将幕切迹作为杏仁核与内嗅区的分界线,其下外侧灰质属于内嗅区

核位于海马足背侧及侧脑室前角顶端嘴侧,故本研究主要以冠状位图像为主要测量层面。杏仁核前界:在冠状位和横轴位图像中(图 6-26A),前界在出现视交叉的层面上辨认;而在矢状位图像上,前界位于环回与鼻内沟交界处;杏仁核上界:在冠状位图像上,岛叶环状沟下端和视束上外部的连线是杏仁核上界(图 6-26B),此法可能导致遗漏杏仁核的内侧核和中央核的小部分灰质,但能避免将壳核和屏状核错误地划入杏仁核。杏仁核后界:在冠状位图像上以海马白质上方和海马头外侧初见灰质确认杏仁核的后界。冠状位图像上侧脑室下角底部海马呈 C 字形,与齿状回共同形成 S 形结构,如海马白质辨认不清,则将颞角作为边界(图 6-26C、D)。杏仁核的内外侧界:在冠状位图像测量杏仁核时,可见环回包绕杏仁核内侧界,杏仁核后上部邻接环池,尽可能在水平面上从内嗅区内侧与杏仁核分界。如连续三个以上层面均不能确认杏仁核外界,则参考从侧脑室的外侧端向海马白质画一个半圆分界。杏仁核的下界:在冠状位图像上最易辨认(图 6-26B~E),侧脑室颞角包绕,出现海马时,二者之间可见薄层海马白质分隔;在矢状位图像上,幕切迹下外侧的灰质属内嗅区,可作为杏仁核与内嗅区的分界线(图 6-26F)。

统计学分析应用 16 版 SPSS 软件进行数据的统计学分析,计量资料以平均数 ± 标准差是方式表示。不同年龄、侧别、性别等分组采用 Kolmogorov-Smirnov 检验正态分布性;采用方差分析比较不同年龄组杏仁核体积,应用独立样本 t 检验比较不同性别、侧别杏仁核体积;以 $p < 0.05$ 为差异有统计学意义阈值。

二、杏仁核体积测量结果

1 000 名正常人杏仁核体积:男性、女性左侧和右侧分别为 $1.32cm^3 \pm 0.08cm^3$ 和 $1.31cm^3 \pm 0.03cm^3$;$1.24cm^3 \pm 0.03cm^3$ 和 $1.21cm^3 \pm 0.27cm^3$,总体上左、右侧和男、女性别差异均无统计学意义(表 6-21~ 表 6-24)。

表 6-21　不同性别各年龄组杏仁核体积测量结果

组别	年龄	男性体积 / cm^3	女性体积 / cm^3	p
第 1 组	24.9 ± 3.0	1.38 ± 0.29	1.27 ± 0.28	<0.001
第 2 组	35.9 ± 3.1	1.37 ± 0.28	1.25 ± 0.27	<0.001
第 3 组	45.9 ± 2.8	1.28 ± 0.22	1.21 ± 0.24	0.002
第 4 组	54.5 ± 2.7	1.28 ± 0.22	1.22 ± 0.28	0.013
第 5 组	65.4 ± 3.9	1.18 ± 0.27	1.11 ± 0.19	0.021
总样本量	43.6 ± 13.9	1.31 ± 0.27	1.22 ± 0.26	<0.001

注:数值均为平均数 ± 标准差

表 6-22　不同侧各年龄组杏仁核体积测量结果

组别	左 /cm^3	右 /cm^3	p
第 1 组	1.34 ± 0.29	1.32 ± 0.30	0.476
第 2 组	1.33 ± 0.30	1.31 ± 0.28	0.646
第 3 组	1.26 ± 0.25	1.24 ± 0.23	0.302
第 4 组	1.27 ± 0.26	1.24 ± 0.25	0.187
第 5 组	1.16 ± 0.25	1.14 ± 0.23	0.553
总体	1.28 ± 0.28	1.26 ± 0.27	<0.001

表 6-23　不同性别同侧各年龄组杏仁核体积测量结果

组别	左		右		p
	男 /cm³	女 /cm³	男 /cm³	女 /cm³	（左 / 右）
第 1 组	1.38 ± 0.29	1.29 ± 0.28	1.38 ± 0.28	1.26 ± 0.29	0.002/0.024
第 2 组	1.38 ± 0.31	1.26 ± 0.26	1.36 ± 0.26	1.25 ± 0.28	0.003/0.007
第 3 组	1.29 ± 0.22	1.23 ± 0.26	1.28 ± 0.22	1.20 ± 0.22	0.096/0.008
第 4 组	1.29 ± 0.22	1.24 ± 0.29	1.27 ± 0.22	1.20 ± 0.27	0.169/0.061
第 5 组	1.18 ± 0.30	1.13 ± 0.17	1.18 ± 0.24	1.09 ± 0.21	0.264/0.030
总样本量	1.32 ± 0.28	1.24 ± 0.27	1.30 ± 0.26	1.21 ± 0.26	<0.001/<0.001

表 6-24　相同性别各年龄组杏仁核体积测量值的差异比较

性别	年龄分组	第 1 组	第 2 组	第 3 组	第 4 组	第 5 组
男	第 1 组（左 / 右）	–	0.987/0.608	0.009/0.005	0.014/0.002	<0.001/<0.001
	第 2 组（左 / 右）	0.987/0.608	–	0.013/0.018	0.019/0.007	<0.001/<0.001
	第 3 组（左 / 右）	0.009/0.005	0.013/0.018	–	0.810/0.763	0.008/0.008
	第 4 组（左 / 右）	0.014/0.002	0.019/0.007	0.810/0.763	–	0.004/0.014

续表

性别	年龄分组	第1组	第2组	第3组	第4组	第5组
女	第1组 （左／右）	–	0.318/0.939	0.080/ 0.074	0.193/ 0.174	<0.001/ <0.001
	第2组 （左／右）	0.318/0.939	–	0.522/ 0.101	0.760/ 0.218	0.001/ <0.001
	第3组 （左／右）	0.080/0.074	0.522/0.101	–	0.765/ 0.813	0.004/ 0.003
	第4组 （左／右）	0.193/0.174	0.760/0.218	0.765/ 0.813	–	0.004/ 0.005

不同侧别、性别及年龄的散点图显示杏仁核体积随着年龄的增长，总体上呈下降趋势，即线性负相关（图6-27~图6-30）。

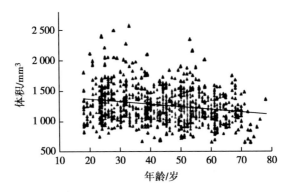

图 6-27　右杏仁核体积随年龄增长的变化

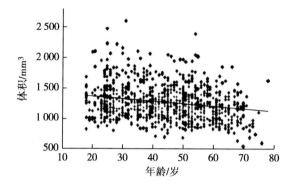

图 6-28　左侧杏仁核体积随年龄增长的变化

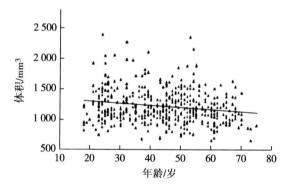

图 6-29　男性杏仁核体积随年龄增长的变化

三、杏仁核体积测量分析

杏仁核位于大脑半球颞叶内侧深部,是边缘系统的重要组成部分,多种疾病均可引起杏仁核体积缩小,例如:阿尔茨海默病、帕金森病、颞叶癫痫、精神分裂症、肿瘤合并抑

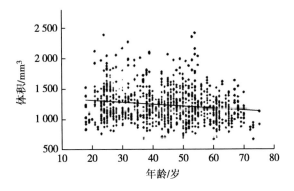

图 6-30　女性杏仁核体积随年龄增长的变化

郁状态、严重创伤后遗症等。因此,杏仁核正常体积参考值是相关神经影像学研究和临床诊断的基础。

杏仁核的 MRI 扫描所用脉冲序列和测量方法是影响测量结果的重要因素,应用 3D-MP-RAGE 脉冲序列、三维测量软件动态移动重建坐标,综合矢状和横轴位图像,以与脑干长轴平行且通过胼胝体嘴和前联合的冠状位图像为主要测量层是确保本研究测量准确性的基础,而关键是确定杏仁核边界。本研究确定杏仁核边界方法,简便易行,值得推广应用。

文献报道杏仁核体积测量结果差异较大,本研究报道国人正常值,有重要意义。深入分析 1 000 名杏仁核测量结果发现:①杏仁核体积男性大于女性,这与文献报道无性别差异不同。②无论男女随年龄增长杏仁体体积逐渐减小,男性左、右侧均以 40 岁和 60 岁组为突出,而 18~40 岁、41~60 岁组间比较差异无统计学意义;女性以 61 岁以上减小更明显,18~60 岁之间各组比较差异无统计学意义。有文献报道杏仁核体积在 60 岁以后继续萎缩,61~70 岁、71~80 岁与 81~90 岁组比较差异均有统计学意义。

第十二节　扣带回体积测量

扣带回位于大脑半球内侧面中线两侧,呈弓形环绕胼胝体周围,是边缘系统的组成部分之一,与人类认知、情绪及心理等功能活动密切相关。多种精神障碍疾病(如精神分裂症、心境障碍、人格障碍等)可引起扣带回缩小,目前认为扣带回体积缩小是精神、神经性疾病诊断和相关科学研究的重要指标。目前扣带回体积正常值的研究报道较少,由于扣带回、扣带沟解剖复杂、两侧不对称性和个体变异程度较大,而各研究样本最较小,文献报道扣带回体积正常值的差异较大,其与年龄的相关性也不清楚。

一、扣带回体积测量方法

从数据库中抽取 1 000 例数据,男女各 500 名,年龄 18~80 岁,平均年龄 45 岁,分为 18~30 岁、31~40 岁、41~50 岁、51~60 岁和61~80 岁 5 个年龄组,每组 200 人、男女各半。应用东北大学专用大脑图像处理软件(Midob)对图像进行三维重建和测量。将前连合后缘中点与后连合前缘中点的连线定为连合间径,通过连合间径中点(原点)获得横轴位、冠状位和矢状位的三维图像。先在矢状位图像上观察扣带回大体轮廓,再在三维图像上动态移动重建坐标,确认扣带回边界,重组出层厚和间隔均为 2mm 的冠状位图像。在冠状位图像上对扣带回结构进行分割,应用 ROI 方法测量扣带回体积。ROI 范围包括前扣带回(anterior cingulated gyrus,ACG)和后扣带回(posterior cingulated gyrus,PCG)。扣带回边界确定见图 6-31。扣带回上界为前方的扣带沟和后方的顶下沟;下界为胼胝体沟;前界为前扣带回的最前端;后界是后扣带回峡部的自然边界。以冠状位图像上壳核出现的第一个层面为腹侧扣带回的后界,以扣带沟和胼胝体沟底部中点或顶下沟与胼胝体沟底部中点的弧形连线为白质外界。由于扣带沟的变异较大,统一制定如下标准:若存在第二条扣带沟,则在矢状位图像上观察其是否与主要扣带沟连续,在冠状位图像上观察此沟是否很深。若不连续或第二条扣带沟很深,则将此沟外部的脑回作为扣带旁回,不作为扣带回的一部分;反之则作为扣带回测量。

笔者还进行了数据测量的重复性检验,在正式测量之前,从数据库随机抽取 50 名数据,间隔 2 周重复测量 1 次,计算组内相关系数(intraclass correlation coefficient,ICC)。

由于体积测量值受大脑容积的影响,还对测量绝对值进行了校正。校正公式见公式 6-1。

应用 13 版 SPSS 软件对数据进行统计学分析。计量资料以平均数 ± 标准差标表示。应用单因素方差分析对不同年龄组扣带回体积进行比较,以 $p<0.05$ 为差异有统计学意义的阈值。扣带回体积还与志愿者年龄进行 Pearson 相关与回归分析。

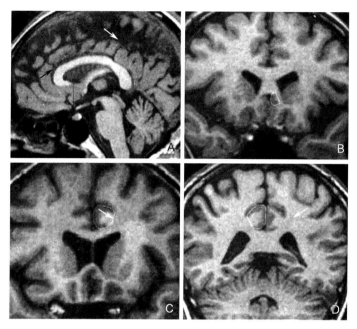

图 6-31　扣带回测量感兴趣区勾画

A. 矢状位图像,黑箭示前扣带回的下界扣带沟,白箭示后扣带回的上界顶下沟,垂直线为腹侧扣带回的后界;B. 胼胝体腹侧扣带的后界;C. 冠状位图像,为壳核出现的第一个层面,前扣带的上界为扣带沟(箭),下界为胼胝体沟;D. 后扣带回的上界为顶下沟(箭),下界为胼胝体沟

二、扣带回体积测量结果

重复性检验表明二次测量值高度一致,左、右侧 ICC 值分别为 0.909 和 0.863。

测量值见表 6-25。

表 6-25　扣带回体积测量值比较

组别	个体数	左侧	左侧
A 组	200	9.73 ± 1.49	10.67 ± 1.43
B 组	200	9.74 ± 1.75	10.58 ± 1.56
C 组	200	9.46 ± 1.50	10.56 ± 1.50
D 组	200	9.42 ± 1.39	10.26 ± 1.43
E 组	200	9.15 ± 1.47	9.99 ± 1.47
F	–	5.232	7.428
p	–	<0.001	<0.001

注:左、右侧扣带回体积两两比较采用 LSD 法

　　可见扣带回体积均右侧大于左侧,各年龄组左、右侧扣带回体积的差异均有统计学意义。随着年龄增长,扣带回逐渐缩小。进一步行组间两两比较:左侧 A、B 组分别与 D、E 组,C 组与 E 组间的差异有统计学意义,其余各组间差异均无统计学意义;右侧 A、B、C 组分别与 D、E 组比较,差异有统计学意义,其余各组间差异均无统计学意义。

　　扣带回体积与年龄的相关与回归见图 6-32。

　　左、右侧扣带回体积与年龄均呈负相关(r=–0.140 和 –0.167,p 均 <0.001),为低度相关。直线回归方程分别为:Y=10 172.9–14.9X 和 Y=11 193.4–17.3X。年龄每增长 10 岁,左、右侧扣带回体积分别减少 149mm^3 和 173mm^3,年平均约减少 1.5%。

三、扣带回体积测量分析

　　扣带回与认知、情绪、运动、视觉空间、记忆等功能密切相关。扣带回损害产生诸多临床症状,例如淡漠、注意力不

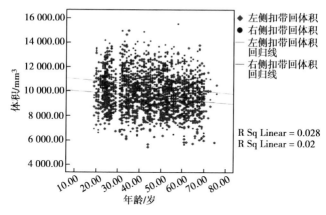

图6-32　扣带回体积与年龄的相关的散点图

集中、自律调控障碍、运动不能性缄默、情绪不稳定、空间定向力障碍或记忆障碍等。研究表明:阿尔茨海默病、精神分裂症、心境障碍、应急相关障碍、人格障碍、惊恐障碍等都见扣带回体积缩小。由于扣带回解剖结构较为复杂,难以确定其边界,给体积测量带来较大困难。应用 ROI 体积测量方法,以横轴位、矢状位和冠状位图像联动的方式确定扣带回边界,在误差最小的冠状位图像上进行体积测量是本研究的特点。笔者对测量重复性进行验证,并应用颅腔体积对扣带回体测量值进行校正保证了测量值的准确性。

　　本研究校正后扣带回体积小于国外 Allen 等的结果,分析其原因可能与后者未对实测数据进行大脑容积标准化处理、测量范围包含扣带旁回,以及后扣带回与顶叶分界标准不同有关。扣带回体积均右侧大于左侧,可能与本研究纳入的志愿者均为右利手有关。本研究表明:正常成人双侧扣带回体积最大的时期是 18~30 年龄段,此后至 50 岁前扣带回体积与年轻人比较无明显萎缩；50 岁以后双侧扣带回体积逐渐缩小。50 岁以后右侧扣带回体积缩小速度较左侧快，推测与大脑半球不对称性有关。虽然国外 Abe 等研究认为双侧扣带回生理性体积缩小与年龄无关，但是 Grieve 等测量 223 名 8~79 岁健康人脑结构，发现年龄每增长 10 岁，全脑体积约减少 3.1%，而扣带回体积约减少 1.5%，相当于全脑体积改变的 1/2。本研究结果与之一致，扣带回体积平均年减少 1.5%。

第十三节 视束经线测量

视束为视觉通路的中继站，视束损伤、出血、垂体肿瘤、视路神经变性等病变及视束邻近结构占位性病变对视束的推压、侵蚀均可导致视束形态学改变。因此，对视束进行经线测量研究得到正常参考值，对活体判定视束病变或其邻近结构病变均有重要意义。但是由于视束行程较长，走行迂曲，结构细小，国内外对视束的研究报道少，测量方法及结果差异较大。

一、视束经线测量方法

从前述数据库中抽取 1 000 例数据，年龄为 18~70 岁，平均年龄为 45.4 岁 ±14 岁，均为右利手，按照年龄 18~30 岁、31~40 岁、41~50 岁、51~60 岁、61~70 岁分五组，每组男、女各 100 例。

应用东北大学的数据库和测量软件，首先在横轴位图像上重组出平行于视交叉 - 后联合连线图像（图 6-33），重组平行于后联合 - 闩连线的冠状位图像（posterior commissure-obex，PC-OB），斜矢状位重组以沿视神经管长轴方向适度调整角度。视束分段及测量平面图显示：

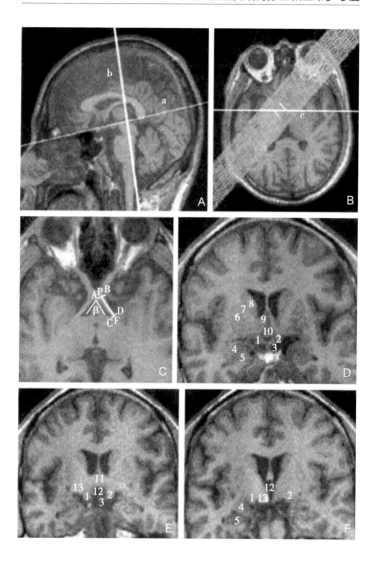

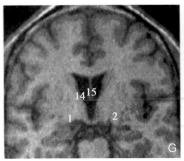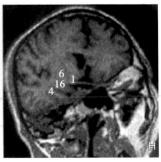

图 6-33　视束各测量径线值解剖示意图

视束测量指标分为池段横径(TD1)、大脑脚周段横径(TIY2)、长度(L)、视束夹角(AOT)、视束 5 段(H1、H2、H3、H4、H5)。图中数字 1 和 2 分别对应左和右侧视束,3 : 鞍上池,4 : 杏仁核,5 : 海马,6 : 苍白球,7 : 内囊,8 : 尾状核,9 : 前联合右侧支,10 : 终板池,11 : 前联合前缘,12 : 第三脑室,13 : 乳头体,14 : 室间孔,15 : 穹隆,16 : 外侧膝状体。图 A. 示横轴和冠状位基线示意图。图中 a 线为视交叉与后联合连线,平行于视束走行,显示视束、视交叉与颅内段视神经呈 × 形,为测量视束横径提供理想层面;b 线为后联合与闩的连线,与 a 线垂直。重组头颅冠状位图像显示视束 H5 段的上下径。图 B. 为沿左侧视神经管长轴重组斜矢状位图像显示视束 H5 段,图中 c 线示左侧视神经管长轴方向。图 C. 为重组横轴位图像,选定双侧视束、视交叉和双侧视神经颅内段组成 X 形飞镖样结构,可见视束分为脑池段和大脑脚周段,TDI 为视交叉后缘切线与视束长轴的垂直距离,TIY2 为视束内侧缘与大脑脚周缘切线的交点至视束外侧缘的垂直距离,图中 B 为双侧视束内侧缘平行线的夹角。AB 线为 TD1,CD 线段为 TD2,EF 线段为 L。图 D. 为视交叉后视束起始点冠状重组图像,显示并测量左右侧 Hl 段。图 E. 为视束池 - 前联合冠状位重组图像显示并测量左右两侧的 H2。图 F. 为冠状位乳头体层面图像测量左右侧 H3。图 G. 为经侧脑室室间孔的冠状位重组图像,显示并测量左右侧 H4。图 H. 为通过图 C 定位的斜矢状位重组图像,视束由外侧膝状体汇入段冠状位重组图像显示并测量左右侧 H5

1. 横径（transverse diameter，TD）　在横轴位重组图像上，选定双侧视束、视交叉与双侧视神经颅内段组成 X 形飞镖样结构为测量层面，将视束分为脑池段（TD1）和大脑脚周段（TD2），TD1 为视交叉后缘切线与视束长轴的垂直距离，TD2 为视束内侧缘与大脑脚周缘切线交点至视束外侧缘的垂直距离。

2. 上下径（height，H）　在重组冠状位图像上测量视束断位的上下径，在视交叉后视束起始层图像上测量池段 1（H1），在视束池 - 前连合层面图像上测量池段 2（H2），在乳头体层图像上测量池段 3（H3），在经侧脑室室间孔层面图像上测量大脑脚周段 4（H4），在斜矢状位重组图像上测量视束近外侧膝状体段（H5）。

3. 长径（length，L）　是指脑池段至大脑脚周段视束的长度，其位于脑池内，走行较直，故长径代表 TD1 与 TD2 之间的垂直距离。视束夹角（angle between optic tract，AOT）在横轴位经视乳头层面图像上测量；头颅横径为前后联合中点测得的头颅内板之间的距离。

应用 13 版 SPSS 软件进行测量结果的统计学分析，不同性别、年龄组间 TD1、TD2、L、AOT、H1~H5 比较采用协方差分析；不同年龄分组两两比较采用 LSD 方法；左、右两侧比较采用配对样本 t 检验；均以 $p<0.05$ 为差异有统计学意义的阈值。

二、视束经线测量结果

视束径线测量值的性别差异见表 6-26。

表6-26 视束径线测量值的性别差异

性别	人数	右 TD1/mm	左 TD1/mm	右 TD2/mm	左 TD2/mm	右 L/mm	左 L/mm	AOT	右 H1/mm	左 H1/mm	右 H2/mm	左 H2/mm	右 H3/mm	左 H3/mm	右 H4/mm	左 H4/mm	右 H5/mm	左 H5/mm
男	500	4.84±0.61	4.65±0.54	3.37±0.41	3.38±0.41	11.56±1.44	11.69±1.45	74.82°±8.04°	2.60±0.29	2.56±0.28	2.71±0.29	2.66±0.29	2.62±0.29	2.63±0.29	2.42±0.27	2.43±0.28	1.93±0.18	1.93±0.17
女	500	4.59±0.58	4.39±0.56	3.22±0.38	3.25±0.40	10.40±1.34	10.58±1.29	74.43°±7.92°	2.63±0.32	2.57±0.31	2.69±0.30	2.66±0.30	2.61±0.30	2.61±0.32	2.43±0.26	2.44±0.27	1.92±0.17	1.93±0.16
F		0.803	1.964	0.819	0.141	29.703	22.236	1.154	7.805	11.13	0	0.003	0.337	0.251	1.29]	2.248	1.09	0.159
p		0.371	0.161	0.366	0.707	0.000	0.000	0.038	0.005	0	0.983	0.955	0.562	0.616	0.272	0.134	0.297	0.69

注:TD1,脑池段视束黄径;TD2,大脑脚周段视束横径;L,视束起点脑池段至大脑脚周段视束长度;AOT,视束夹角;H1,视束起始点层面上下径;H2,视束池段;H3,视束乳头体层面上下径;H4,视束室间孔层面上下径;H5,视束近外侧膝状体节段上下径

不同年龄组比较的比较见表 6-27。结果显示双侧 TD1、右视束 TD2 随年龄增长,视束变细,50 岁以下组与 50 岁以上组比较,差异有统计学意义;双侧 L 值各年龄组无显著变化;左 TD2 和双侧 H1~H5 年龄分组差异无统计学意义(p 均 >0.05)。

视束测量径线的左、右侧别比较见表 6-28。结果表明左、右侧 TD1、H1、H2、L 的侧别差异有统计学意义,双侧 TD2、H3、H4 和 H5 侧别差异无统计学意义。具体结果见表 6-28。

三、视束磁共振成像测量分析

视束本身及周围病变均可引起视束变化,研究正常人视束的图像特征对临床和科学研究均有重要意义。眼科检查、X 线片和超声检查都不能显示视束,CT 受颅底骨伪影干扰、软组织对比分辨力较低的影响,显示视路不清楚。MRI 的软组织对比度极佳,空间分辨力较高,无骨性伪影干扰和放射辐射损伤,可多方位成像,是当前活体显示脑结构的最佳影像学方法,也是后视路的首选检查方法。MRI 检查为临床提供第一手脑结构证据,为视束及其周围病灶制定手术方案提供指导。

本研究表明,左、右视束的夹角为锐角,横径大于上下径,呈带条状,细而不均匀,H2、H3 段在脑池内由向后上走行、相对稍粗,H4、H5 与大脑脚、外侧膝状体等结构毗邻,空间位置较固定。由于进入外侧膝状体之前,视束还有部分纤维进入上丘、顶盖前核和内侧膝状体,因此 H5 段最为细小。深入分析视束测量结果发现,前段视束的性别、各年龄

表6-27　不同年龄组的视束测量值的比较

组别	人数	右 TD1/mm	左 TD1/mm	右 TD2/mm	左 TD2/mm	右 L/mm	左 L/mm	AOT	右 H1/mm	左 H1/mm	右 H2/mm	左 H2/mm	右 H3/mm	左 H3/mm	右 H4/mm	左 H4/mm	右 H5/mm	左 H5/mm
A组	200	4.84±0.53	4.64±0.51	3.33±0.45	3.32±0.38	10.88±1.35	11.09±1.37	74.05°±7.33°	2.59±0.31	2.58±0.32	2.70±0.26	2.68±0.29	2.62±0.32	2.62±0.31	2.42±0.27	2.42±0.29	1.91±0.16	1.93±0.19
B组	200	4.80±0.60	4.64±0.57	3.34±0.41	3.30±0.44	10.79±1.62	10.99±1.58	73.04°±7.45°	2.63±0.31	2.55±0.29	2.72±0.29	2.66±0.30	2.61±0.27	2.61±0.30	2.41±0.27	2.42±0.27	1.90±0.16	1.91±0.16
C组	200	4.77±0.65	4.55±0.58	3.33±0.36	3.33±0.39	10.83±1.45	10.96±1.43	74.88°±8.59°	2.61±0.32	2.57±0.30	2.72±0.32	2.66±0.31	2.62±0.31	2.63±0.30	2.44±0.29	2.47±0.28	1.95±0.17	1.96±0.16
D组	200	4.60±0.59	4.39±0.53	3.23±0.38	3.29±0.41	11.04±1.52	11.15±1.53	76.63°±8.21°	2.62±0.29	2.58±0.30	2.69±0.29	2.64±0.28	2.62±0.29	2.63±0.31	2.41±0.24	2.44±0.26	1.94±0.17	1.93±0.16
E组	200	4.57±0.59	4.36±0.58	3.23±0.39	3.32±0.41	11.34±1.51	11.50±1.40	74.49°±7.86°	2.61±0.30	2.54±0.28	2.66±0.31	2.64±0.30	2.58±0.29	2.59±0.31	2.43±0.27	2.43±0.26	1.93±0.19	1.92±0.19
F		3.458	2.735	4.711	0.695	14.51	14.532	2.554	0.164	0.824	1.364	1.214	1.836	0.78	0.986	0.865	1.542	1.253
		0.008	0.028	0.001	0.596	0.000	0.000	0.038	0.956	0.511	0.245	0.304	0.121	0.53	0.415		0.189	0.288

注：A、B、C、D、E组分别代表18~30、31~40、41~50、51~60、61~70岁年龄组

表 6-28 视束测量值的左右侧比较

单位：mm

侧别	TD1	TD2	L	H1	H2	H3	H4	H5
左	4.52 ± 0.56	3.31 ± 0.41	11.14 ± 1.47	2.56 ± 0.30	2.66 ± 0.30	2.62 ± 0.31	2.44 ± 0.27	1.93 ± 0.16
右	4.72 ± 0.60	3.29 ± 0.40	10.98 ± 1.50	2.61 ± 0.30	2.70 ± 0.30	2.61 ± 0.30	2.43 ± 0.27	1.93 ± 0.17
t	12.460	-1.443	-6.013	5.595	4.784	-0.573	-2.008	-0.577
p	0.000	0.149	0.000	0.000	0.000	0.567	0.045	0.564

组间,以及左右侧别均有一定差异,视束大脑脚周段后的解剖结构相对稳定。双侧 L、H1 存在性别差异,提示判断异常时要考虑性别差异。前段视束的左右不对称,但后段左右对称。本研究结果显示,视束在 50~60 岁阶段局部形态开始改变,这可能为临床视路退行性疾病的防治提供基础数据。

第十四节　下丘脑体积测量

下丘脑是皮质下自主神经活动的高级中枢,与边缘系统、脑干、脊髓、背侧丘脑、垂体等存在广泛的纤维联系,具有调节情绪、饮食、体温、睡眠、觉醒及垂体内分泌活动等重要功能。目前下丘脑研究主要集中在其功能和肿瘤学方面,其正常体积研究较少。由于多种疾病可引起下丘脑体积改变,因此明确下丘脑正常体积以及体积异常改变对疾病的诊断和鉴别诊断具有重要意义。分析下丘脑体积与年龄、性别的关系,获得正常值,为下丘脑的发育、退变及疾病诊断提供基础数据。

一、下丘脑体积测量方法

从数据库中抽取 500 名数据,按照 18~30 岁、31~40 岁、41~50 岁、51~60 岁、61~70 岁分为 5 组,每组 100 名,男性和女性各 50 名。应用专用大脑图像处理软件(mriCroN)对三维图像数据进行重组,测量主要在矢状位图像上完成,以正中矢状位辨认大脑前连合(anterior commissure,AC)、终板、视交叉、灰结节、乳头体和后连合(posterior commissure,

PC），并在三维图像上动态移动辅助辨认下丘脑结构边界，通过手工勾画感兴趣区（region of interest，ROI）的方法确定下丘脑轮廓，测量各层面面积，再由工作站自动计算出下丘脑体积。

本研究以神经影像解剖为依据确定下丘脑边界（图 6-34）。

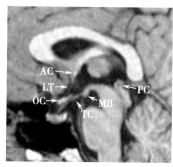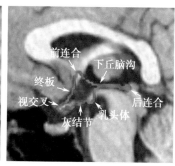

图 6-34　正中矢状位下丘脑测量边界示意图
AC：前连合；LT：终板；MB：乳头体；OC：视交叉；
PC：后连合；TC：灰结节

下丘脑前界从前连合延伸至视交叉以及相对应的终板；下丘脑后界从乳头体至后连合，由于下丘脑和中脑背盖尚无统一、确切解剖学分界，因此后界欠清晰，根据经验确定；下丘脑侧边界是中丘脑和丘脑沟，此沟为分离下丘脑的界线；下丘脑上界为下丘脑沟，借此脑沟与丘脑分界；下丘脑下界从前向后依次为视交叉、漏斗、灰结节、乳头体。灰节结是灰质形成的管状结构，位于后方的乳头体与前方的视交叉之间，正中隆起是灰结节的一个小膨出，向下形成漏斗。

正中矢状位图像显示下丘脑结构及测量边界较清楚(图 6-34),在旁矢状位图像上下丘脑外侧逐渐消失,其内侧主要神经核团尚可判断,再往外侧层面的图像仅可见视交叉、灰结节、乳头体等结构,将显示下丘脑结构的矢状位层面重组冠状位和横轴位图像进行综合判断,可勾画下丘脑轮廓,进而计算出其体积。

所有测量数据采用 SPSS 17.0 版进行统计学分析;计量资料以均数 ± 标准差表示($X \pm S$)。不同性别组间下丘脑体积比较采用两独立样本 t 检验分析;不同年龄组下丘脑体积比较行单因素方差分析,各年龄组之间的两两比较采用最小显著差异法(least-significant difference,LSD);年龄与下丘脑体积相关处理先做散点图,若二者有相关,则再做 Pearson 相关分析,以 $p<0.05$ 为差异有统计学意义的阈值。

二、下丘体积测量结果

1. 不同性别下丘脑体积比较见表 6-29。

表 6-29　不同年龄组男、女性下丘脑
体积测量值

单位:cm^3

组别	男性下丘脑体积	女性下丘脑体积
18~30	1.079 ± 0.232	0.837 2 ± 0.183
31~40	1.016 2 ± 0.255	0.787 2 ± 0.214
41~50	0.977 ± 0.223	0.810 8 ± 0.223
51~60	0.943 ± 0.271	0.864 8 ± 0.241 5
61~70	1.120 6 ± 0.249	0.890 4 ± 0.213
总体	1.027 2 ± 0.253	0.838 1 ± 0.217

注:p 均小于 0.05

女性下丘脑平均体积为 0.838 1cm³ ± 0.217cm³，男性下丘脑平均体积为 1.027 2cm³ ± 0.253cm³，男性下丘脑体积大于女性，差异有统计学意义（$p<0.05$）。

2. 男、女性下丘脑体积与年龄的相关分析　男性下丘脑体积与年龄关系的散点图（图 6-35），女性下丘脑体积与年龄关系的散点图（图 6-36）。男性和女性下丘脑体积均无随年龄增加而发生变化的趋势（$p>0.05$）。

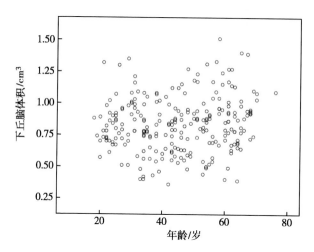

图 6-35　男性下丘脑体积与年龄分布散点图

三、下丘脑体积测量分析

1. 下丘脑的起源和解剖　下丘脑由脑底神经外胚层发育而来，由很多核团及纤维束组成，从前至后依次为视前区、视上区、结节区和乳头体区，各区又以穹窿为标志，分内

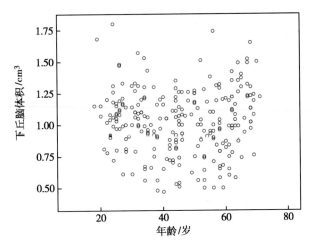

图 6-36　女性下丘脑体积与年龄分布图

侧和外侧部。视前区位于终板与前连合和视交叉连线之间,内部有视前核。视上区位于视交叉上方,内部有视上核、下丘脑前核和室旁核。结节区位于漏斗上方,内部有弓状核、腹内侧核和背内侧核。乳头体区包括乳头体和背侧灰质,内部有乳头体核和下丘脑后核。下丘脑外侧区由上述各区的外侧部相连而成。

　　下丘脑含有联合后穹窿和乳头丘脑束两个主要白质纤维束。联合后穹走行在前联合后方,终止于乳头体。乳头丘脑束起自内侧乳头体核,向背侧走行,分成乳头丘脑束和乳头背盖束,终止于丘脑前核。下丘脑的纤维联系复杂:

　　(1)联系边缘系统纤维:借终纹和杏仁腹侧通路与杏仁体相连,借穹窿与海马结构相连,借前脑内侧束与隔区相联系。

(2)联系脑干和脊髓:通过前脑内侧束和乳头脚接受来自脑干的纤维,背侧纵束向下投射至脑干和脊髓的自主神经节前神经元,乳头被盖束连接乳头体与中脑被盖。

(3)联系背侧丘脑:主要通过乳头丘脑束与丘脑前核相连。

(4)联系垂体:下丘脑神经元产生的激素,沿轴突运送至垂体后叶或正中缝起,后者再通过垂体门静脉输送至腺垂体。室旁垂体束和视上垂体束输送加压素和催产素至神经垂体,再通过神经垂体的血管扩散至全身。结节漏斗束起自结节区的弓状核,将多种重要激素输送到正中隆起,进而影响及调节腺垂体分泌,是中枢神经对内分泌系统进行调节的重要通路。

由于下丘脑解剖结构和相邻关系复杂,下丘脑体积测量面临的困难较大。

本研究参考文献报道矢状位图像下丘脑主要核团的勾画轮廓,参照解剖教科书对下丘脑边界的描述,以矢状位图像为测量平面勾画下丘脑轮廓,同时参考冠状和横断位图像进行测量,测量值更为准确。

2. 下丘脑体积测量的意义　文献报道抑郁症、精神分裂症和其他疾病可引起下丘脑体积改变,并且这些异常改变有性别差异。例如:精神分裂症患者下丘脑体积增加,以乳头体为著,广泛性焦虑症和惊恐障碍可伴发下丘脑 - 垂体 - 肾上腺轴功能紊乱,患者的下丘脑体积显著缩小,但是对于下丘脑结构改变学术界仍有争议。睡眠性头痛是一种罕见病,患者在夜间头痛发作,文献报道其下丘脑后部灰质体积萎缩。最近有研究报道,帕金森病的褪黑激素分泌下降与下丘脑灰质核团萎缩程度正相关,认为其由下丘脑视交叉上核负责褪黑激素分泌所致。

MRI 的高软组织对比分辨力,可多方位薄层显示下丘脑及其毗邻部位结构和病变,很适用于评价下丘脑解剖。应用场强 1.5 T 的 MRI 设备,三维快速梯度回波 T_1 加权、T_1 加权反转恢复、二维快速梯度回波 T_2 加权成像,可清楚显示下丘脑的灰质核团和白质束,例如:MRI 可清晰显示下丘脑室旁核、腹内侧核和漏斗核,而这些核团在调节食物摄入和能量平衡方面发挥关键作用。因此准确测量下丘脑结构具有重要科学意义和临床价值。伴随 MRI 技术的进步,7T 设备的应用,MRI 显示下丘脑核团必将更加清晰。

(李坤成　张世娟　陈　楠　李倩倩)

参考文献

［1］ Dekaban AS. Changes in brain weights during the span of human life: relation of brain weights to body heights and body weights [J]. Ann Neurol, 1978, 4 (4): 345-356.

［2］ Weinberger DR, Luchins DJ, Morihisa J, et al. Asymmetrical volumes of the Cerebral asymmetry occipital regions of the human brain [J]. Ann Neurol, 1982, 11 (1): 97-100.

［3］ Nakagawa Y, Matsumoto K, Fukami T, et al. Exploration of the pituitary stalk and gland by high-resolution computed tomography. Comparative study of normal subjects and cases with microadenoma [J]. Neuroradiology, 1984, 26 (6): 473-478.

［4］ Fujisawa I, Asato R, Nishimura K, et al. Anterior and posterior lobes of the pituitary gland: assessment by 1. 5 T MR imaging [J]. J Comput Assist Tomogr, 1987, 11 (2): 214-220.

［5］李联祥. 中国人视交叉及视束的观察和测量 [J]. 眼科新进展 , 1987 (03): 24-27.

［6］Talairach J, Tournoux P. Co-planner stereotaxic atalas of the human brain [J]. New York: Georg Thieme verlag, 1988: 31-36.

［7］Jack CR Jr, Twomey CK, Zinsmeister AR, et al. Anterior temporal lobes and hippocampal formations: normative volumetric measurements from MR images in young adults [J]. Radiology, 1989, 172 (2): 549-554.

［8］Price RR., Axel L, Morgan T, et al. Quality assurance methods and phantoms for magnetic resonance imaging. Report of AAPM nuclear magnetic resonance Task Group No. 1, Med [J]. Phys, 1990, 17: 287-295.

［9］Ahmadi H, Larsson EM, Jinkins JR. Normal pituitary gland: coronal MR imaging of infundibular tilt [J]. Radiology, 1990, 177 (2): 389-392.

［10］Evans AC, Marrett S, Torrescorzo J, et al. MRI-PET correlation in three dimensions using a VOI atlas. J Cereb [J]. Blood Flow Metab, 1991, 11: A69-A78.

［11］Lang J Jr, Ohmachi N, Lang J Sr. Anatomical landmarks of the Rhomboid fossa (floor of the 4th ventricle), its length and its width [J]. Acta Neurochir (Wien), 1991, 113 (1-2): 84-90.

［12］Hohne KH, Bomans M, Reimer M, et al. A 3D anatomical atlas based on a volume model. IEEE Comput [J]. Graphics Appl, 1992, 12: 72-78.

［13］Watson C, Andermann F, Gloor P, et al. Anatomic basis of amygdaloid and hippocampal volume measurement by magnetic resonance imaging [J]. Neurology, 1992, 42 (9): 1743-1750.

［14］Jack CR Jr, Petersen RC, O'Brien PC, et al. MR-based hippocampus volumetry in the diagnosis of Alzheime's disease [J]. Neurology, 1992, 42 (1): 183-188.

［15］ Raz N, Torres IJ, Spencer WD, et al. Age-related regional differences in cerebellar vermis observed in vivo [J]. Arch Neurol, 1992, 49 (4): 412-416.

［16］ Tiede U, Bomans M, Lierse W, et al. A computerized three-dimensional atlas of the human skull and brain [J]. AJNR, 1993, 14 (3): 551-559.

［17］ Cendes F, Andermann F, Gloor P, et al. MRI volumetric measurement of amygdala and hippocampus in temporal lobe epilepsy [J]. Neurology, 1993, 43 (4): 719-725.

［18］ Cendes F, Leproux F, Melanson D, et al. MRI of amygdala and hippocampus in temporal lobe epilepsy [J]. J Comput Assist Tomogr, 1993, 17 (2): 206-210.

［19］ Bhatia S, Bookheimer SY, Gaillard WD, et al. Measurement of whole temporal lobe and hippocampus for MR volumetry: normative data [J]. Neurology, 1993, 43 (10): 2006-2010.

［20］ Parravano JG, Toledo A, Kucharczyk W. Dimensions of the optic nerves, chiasm, and tracts: MR quantitative comparison between patients with optic atrophy and normals [J]. Journal of computer assisted tomography, 1993, 17 (5): 688-690.

［21］ Pommert A, Schubert R, Riemer M, et al. Symbolic modeling of human anatomy for visualization and simulation [J]. Visualization in Biomedical Computing, 1994; 2359: 412-423.

［22］ Sumida M, Uozumi T, Mukada K, et al. MRI of pituitary adenomas: the position of the normal pituitary gland [J]. Neuroradiology, 1994, 36 (4): 295-297.

［23］ Bergin PS, Raymond AA, Free SL, et al. Magnetic resonance volumetry [J]. Neurology, 1994, 44 (9): 1770-1771.

［24］ Filipek PA, Richelme C, Kennedy DN, et al. The young adult human brain: an MRI-based morphometric analysis [J]. Cerebral cortex, 1994, 4 (4): 344-360.

［25］ Tamraz J. Neuroradiologic investigation of the visual system using magnetic resonance imaging [J]. J Clin Neurophysiol, 1994, 11 (5): 500-518.

［26］ Ogawa H. Gustatory cortex of primates: anatomy and physiology [J]. Neurosci Res, 1994, 20 (1): 1-13.

［27］ Shapiro SA, Campbell RL, Scully T. Hemorrhagic dilation of the fourth ventricle: an ominous predictor [J]. J Neurosurg, 1994, 80 (5): 805-809.

［28］ Aylward EH, Reiss A, Barta PE, et al. Magnetic resonance imaging measurement of posterior fossa structnres in schizophrenia [J]. Am J Psychiatry, 1994, 151 (10): 1448-1452.

［29］ Raininko R, Autti T, Vanhanen SL, et al. The normal brain stem from infancy to old age. A morphometric MRI study [J]. Neuroradiology, 1994, 36 (5): 364-368.

［30］ Vita A, Dieci M, Giobbio GM, et al. Language and thought disorder in schizophrenia: brain morphological correlates [J]. Schizophr Res, 1995, 15 (3): 243-251.

［31］ Free SL, Bergin PS, Fish DR, et al. Methods for normalization of hippocampal volumes measured with MR [J]. Am J Neuroradiol, 1995, 16 (4): 637-643.

［32］ Mandybur G, Morenski J, Kuniyoshi S, et al. Comparison of MRI and ventriculographic target acquisition for posteroventral pallidotomy [J]. Stereotact Funct Neurosurg, 1995, 65 (1-4): 54-59.

［33］ Blatter DD, Bigler ED, Gale SD, et al. Quantitative volumetric analysis of brain MR: normative database spanning 5 decades of life [J]. Am J Neuroradiol, 1995, 16 (2): 241-251.

［34］ Spitzer VM, Ackerman MJ, Scherzinger AL, et al. The visible human male: a technical report [J]. J Am Med Inform Assoc, 1996, 3 (2): 118-130.

［35］ Kikinis R, Gleason PL, Moriarty TM, et al. Computer-assisted interactive three-dimensional planning for neurosurgical procedures [J]. Neurosurgery, 1996, 38 (4): 640-651.

[36] Hasboun D, Chantome M, Zouaoui A, et al. MR determination of hippocampal volume: comparison of three methods [J]. Am J Neuroradiol, 1996, 17 (9): 1091-1098.

[37] Andreasen NC, Rajarethinam R, Cizadlo T, et al. Automatic atlas-based volume estimation of human brain regions from MR images [J]. J Computer Assisted Tomogr, 1996, 20 (1): 98-106.

[38] Jack CR Jr, Petersen RC, Xu YC, et al. Medial temporal atrophy on MRI in normal aging and very mild Alzheimer's disease [J]. Neurology, 1997, 49 (3): 786-794.

[39] Aylward EH, Augustine A, Li Q, et al. Measurement of frontal lobe volume on magnetic resonance imaging scans [J]. Psychiatry Res, 1997, 75 (1): 23-30.

[40] Tsunoda A, Okuda O, Sato K. MR height of the pituitary gland as a function of age and sex: e especially physiological hypertrophy in adolescene and in climacterium [J]. AJNR, 1997, 18 (3): 551-554.

[41] Watson C, Jack CR Jr, Cendes F. Volumetric magnetic resonance imaging. Clinical applications and contributions to the understanding of temporal lobe epilepsy [J]. Arch Neurol, 1997, 54 (12): 1521-1531.

[42] Spitzer VM, Whitlock DG. The visible human dataset: the anatomical Platform for human simulation [J]. Anat Rec, 1998, 253 (2): 49-57.

[43] Ackerman MJ. The visible human project: a resource for anatomical visualization [J]. Stud Health Jechnol Inform, 1998, 52 (2): 1030-1032.

[44] Tsao J, Stundzia A, Ichise M. Fully automated establishment of stereotaxic image orientation in six degrees of freedom for technetium-99m-ECD brain SPECT [J]. J Nucl Med, 1998, 39

(3): 503-508.

[45] 母其文，谢敬霞，翁雅琴. 40~90 岁正常人体海马结构、杏仁核、侧脑室颞角的 MRI 定量研究 (与 Alzheimer 病等有关的 MRI 解剖研究)[J]. 中华放射学杂志 , 1998 (12): 817-821.

[46] Goldstein J M, Seidman L, Horton N, et al. Normal Sexual Dimorphism of the Adult Human Brain Assessed by In Vivo Magnetic Resonance Imaging [J]. Cereb Cortex. 2001, 11 (6): 490-497.

[47] Gur RC, Gunning-Dixon FM, Turetsky BI, et al. Brain region and sex differences in age association with brain volume: a quantitative MRI study of healthy young adults [J]. Am J Geriatr Psychiatry, 2002, 10 (1): 72-80.

[48] Kato K, Saeki N, Yamaura A. Morphological changes on MR imaging of the normal pituitary gland related to age and sex: main emphasis on pubescent females [J]. J Clin Neurosci, 2002, 9 (1): 53-56.

[49] Gur RC, Gunning-Dixon F, Bilker WB, et al. Sex differences in temporo-limbic and frontal brain volumes of healthy adults [J]. Cereb Cortex, 2002, 12 (9): 998-1003.

[50] Rhoton AL Jr. The cerebral veins [J]. Neurosurgery, 2002, 51 (4 suppl): S159-S205.

[51] 冯丹，等 磁盘阵列附网存储技术的研究 [J]. 计算机工程 , 2002, 28 (10): 172-173.

[52] 彭明辰，郭洪涛，白玫 . 中华人民共和国地方计量技术规范《医用磁共振成像系统 (MRI) 检测规范》[J]. 北京市质量技术监督局 , 2002.

[53] ACR (美国放射学会), NEMA (美国制造商协会) CR/NEMA. Digital imaging and communications in medicine (DICOM) [M]. Springer-Verlag Berlin Heidelberg, 2003.

[54] 邹翎，肖家和，周翔平，等 . 正常成人海马结构、杏仁核及前颞

叶的 MRI 体积测量 [J]. 四川大学学报 (医学版), 2003, 34 (4): 719-722.

[55] 张绍祥, 刘正津. 数字化可视人体研究 [J]. 第三军医大学学报, 2003, 25 (7): 5612-5621.

[56] 张绍祥 , 王平安 , 刘正津 , 等 . 首套中国男、女数字化可视人体结构数据的可视化研究 [J]. 第三军医大学学报 , 2003, 25 (7): 5632-5651.

[57] Bernasconi N, Bernasconi A, Caramanos Z, et al. Mesial temporal damage in temporal lobe epilepsy: a volumetric MRI study of the hippocampus, amygdala and parahippocampal region [J]. Brain, 2003, 126 (2): 462-469.

[58] 王亮 , 李坤成 , 刘树良 . 内颞叶结构 MR 体积测量在 Alzheimer 病和皮层下血管性痴呆鉴别诊断中的价值 [J]. 中华放射学杂志 , 2003 (04): 34-38.

[59] Kwon JS, Shin YW, Kim CW, et al. Similarity and disparity of obsessive-compulsive disorder and schizophrenia in MR volumetric abnormalities of the hippocampus-amygdala complex [J]. J Neurol Neurosurg Psychiatry, 2003, 74 (7): 962-964.

[60] 岳文军 , 蹇朴 , 李春平 , 等 . 医学影像成像教学互动平台 CAI 的研究与开发 [J]. 医学影像学杂志 , 2003 (03): 202-204.

[61] 王珊 , 萨师煊 . 数据库系统概论 [M]. 北京 : 高等教育出版社 , 2006: 12-14.

[62] Kiviniemi V, Kantola JH, Jauhiainen J, et al. Independent component analysis of nondeterministic fMRI signal sources [J]. Neuroimage, 2003, 19 (2 Pt 1): 253-260.

[63] Greicius MD, Krasnow B, Reiss AL, et al. Functional Connectivity in the Resting Brain: A Network Analysis of the Default Mode Hypothesis [J]. Proc Natl Acad of Sci USA, 2003, 100 (1): 253-258.

[64] Krasnow B, Tamm L, Greicius MD, et al. Comparison of fMRI

activation at 3 and 1. 5 T during perceptual, cognitive, and affective processing [J]. Neuroimage, 2003, 18 (4): 813-826.

［65］ Almeida OP, Burton EJ, Ferrier N, et al. Depression with late onset is associated with right frontal lobe atrophy [J]. Psychol Med, 2003, 33 (4): 675-681.

［66］ Sowell ER, Peterson BS, Thompson PM, et al. Mapping cortical change across the human life span [J]. Nat Neurosci, 2003, 6 (3): 309-315.

［67］ Tebartz Van Elst L, Hesslinger B, Thiel T, et al. Frontolimbic brain abnormalities in patients with borderline personality disorder: a volumetric magnetic resonance imaging study [J]. Biol Psychiatry, 2003, 54 (2): 163-171.

［68］ Allen JS, Damasio H, Grabowski TJ, et al. Sexual dimorphism and asymmetries in the gray-white composition of the human cerebrum [J]. Neuroimage, 2003, 18 (4): 880-894.

［69］ Killer HE, Laeng HR, Flammer J, et al. Architecture of arachnoid trabeculae, pillars, and septa in the subarachnoid space of the human optic nerve: anatomy and clinical considerations [J]. Br J Ophthalmol, 2003, 87 (6): 777-781.

［70］ Wang L, Li KC, Liu SL. MR volumetric of medical temporal lobe in differentiating Alzheimer disease and subcortical ischemic vascular dementia [J]. Chin J Radiol, 2003, 37 (4): 322-326.

［71］ 鲜军舫, 王振常, 满凤媛, 等. 正常成人活体视神经的 MRI 研究 [J]. 中国医学影像技术, 2003 (04): 405-407.

［72］ 刘津平, 靳颖, 李云生. 视神经的断层解剖学研究及其临床意义 [J]. 中国临床解剖学杂志, 2003 (05): 454-456.

［73］ 杨军乐, 董季平, 宁文德, 等. 正常成人脑干的MRI测量 [J]. 实用放射学杂志, 2003 (09): 781-784.

［74］ 汤丽珠, 余日胜, 李蓉芬. 110 名正常人脑干小脑 MRI 测量 [J]. 浙江预防医学, 2003 (09): 72-74.

［75］ Gupta N, Yucel YH. Brain changes in glaucoma [J]. Eur J Ophthalmol, 2003, 13 (Suppl 3): S32-S35.

［76］ Fornito A, Yucel M, Wood S, et al. Individual differences in anterior cingulate/paracingulate morphology are related to executive functions in healthy males [J]. Cereb Cortex, 2004, 14 (4): 424-431.

［77］ Greicius MD, Srivastava G, Reiss AL, et al. Default-mode network activity distinguishes Alzheimer's disease from healthy aging: evidence from functional MRI [J]. Proc Natl Acad Sci USA, 2004, 101 (13): 4637-4642.

［78］ Remondes M, Schuman EM. Role for a cortical input to hippocampal area CA1 in the consolidation of a long-term memory [J]. Nature, 2004, 431 (7009): 699-703.

［79］ Wang H, Yuan H, Shu L, et al. Prolongation of T (2) relaxation times of hippoeampus and amygdala in Alzheinmr's disease [J]. Neurosci Lett, 2004, 363: 150-153.

［80］ Kovalev VA, Kruggel F. A new method for quantification of age-related brain changes [C]. 17th ed. Cambridge: International Conference on Pattern Recognition (ICPR), 2004: 23-26.

［81］ Karim S, Clark RA, Poukens V, et al. Demonstration of systematic variation in human intraorbital optic nerve size by quantitative magnetic resonance imaging and histology [J]. Invest Ophthalmol Vis Sci, 2004, 45 (4): 1047-1051.

［82］ 鲜军舫, 王振常, 于文玲, 等. 视神经胶质瘤的影像学研究 [J]. 中华放射学杂志, 2004 (07): 5-9.

［83］ Kashiwagi K, Okubo T, Tsukahara S. Association of magnetic resonance imaging of anterior optic pathway with glaucomatous visual field damage and optic disc cupping [J]. J Glaucoma, 2004, 13 (3): 189-195.

［84］ 毛青, 包颜明, 顾青, 等. 正常人视神经的 MRI 研究 [J]. 昆明

医学院学报 , 2004 (04): 73-75.

［85］ Blaszczyk E. An evaluation of the size of the fourth ventricle in human foetuses [J]. Folia Morphol (Warsz), 2004, 63 (2): 241-243.

［86］ Asaeda M, Kurosaki M, Kambe A, et al. MR imaging study of edema along the optic tract in patient with Rathke's cleft cyst [J]. No To Shinkei, 2004, 56 (3): 243-246.

［87］ 满凤媛 , 王振常 , 鲜军舫 , 等 . 正常成人视束 MRI 研究 [J]. 中国 CT 和 MRI 杂志 , 2004 (01): 19-24.

［88］ Lehmann TM, Guld MO, Thies C, et al. Content-based image retrieval in medical applications [J]. Methods Inf Med, 2004: 43 (4): 354-361.

［89］ Jobst EE, Enriori PJ, Cowley MA. The electrophysiology of feeding circuits.[J]. Trends Endocrinol Metab, 2004, 15 (10): 488-499.

［90］ 金征宇 , 冯敢生 , 冯晓源 . 医学影像学 [M]. 北京 : 人民卫生出版社 , 2005.

［91］ 陈楠 , 秦文 , 李坤成 . T1WI-3D-MP RAGE 在脑扫描中的价值 [J]. 中国医学影像技术 , 2005, 21 (6): 974-977.

［92］ Lemaitre H, Crivello F, Grassiot B, et al. Age-and sex-related effects on the neuroanatomy of healthy elderly [J]. Neuroimage, 2005, 26: 900-911.

［93］ Lee JS, Lee DS, Kim J, et al. Development of panic disorder brain templates [J]. J Korean Med Sci, 2005, 20 (3): 483-488.

［94］ 杨朋范 , 落合卓 , 林基弘 , 等 . 人体海马及杏仁核体积的 MRI 测定 [J]. 中国临床神经外科杂志 , 2005, 10 (5): 327-330.

［95］ Wang L, McCarthy G, Song AW, et al. Amygdala activation to sad pictures during high-field (4 tesla) functional magnetic resonance imaging [J]. Emotion, 2005, 5 (1): 12-22.

［96］ Grieve SM, Clark CR, Williams LM, et al. Preservation of limbic and paralimbic structures in aging [J]. Hum Brain Mapp, 2005, 25 (4): 391-401.

［97］　于卫中, 张克克, 周相臣, 等. 颅脑外伤后脑萎缩的发病机制和 CT 诊断 [J]. 实用心脑肺血管病杂志, 2005 (04): 223-224.

［98］　Ichihashi K, Takahashi N, Honma Y, et al. Cerebral ventricular volume assessment by three-dimensional ultrasonography [J]. J Perinat Med, 2005, 33 (4): 332-335.

［99］　Walhovd KB, Fjell AM, Reinvang I, et al. Effects of age on volumes of cortex, white matter and subcortical structures [J] Neurobiol Aging, 2005, 26 (9): 1261-1270.

［100］　De Luca M, Beckmann CF, De Stefano N, et al. fMRI resting state networks define distinct modes of long-distance interactions in the human brain [J]. Neuroimage, 2005, 29 (4): 1359-1367.

［101］　杨金柱, 赵姝颖, 胡英, 等. 序列医学图像三维分割的一种方法 [J]. 系统仿真学报, 2005 (12): 2896-2900.

［102］　陈英敏, 刘蓉辉, 李宝山, 等. 海马结构 MRI 三维分段方法 [J]. 中国医学影像技术, 2005 (01): 37-41.

［103］　Allen JS, Bruss J, Brown CK, et al. Normal neuroanatomical variation due to age: the major lobes and a parcellation of the temporal region [J]. Neurobiol Aging, 2005, 26 (9): 1245-1260, 1279-1282.

［104］　Raz N, Lindenberger U, Rodrigue KM, et al. Regional brain changes in aging healthy adults: general trends, individual differences and modifiers [J]. Cereb Cortex, 2005, 15 (11): 1676-1689.

［105］　Riello R, Sabattoli F, Beltramello A, et al. Brain volumes in healthy adults aged 40 years and over: a voxel-based morphometry study [J]. Aging Clinical and Experimental Research, 2005, 17 (4): 329-336.

［106］　Hirunpat S, Tanomkiat W, Sriprung H, et al. Optic Tract Edema: A Highly Specific Magnetic Resonance Imaging Finding for the Diagnosis of Craniopharyngiomas [J]. Acta

Radiologica, 2005, 46 (4): 419-423.

［107］ 李桂祥, 等. 影像归档与存储系统中影像数据的长期保存 [J]. 医疗设备信息, 2005, 20 (3): 17-19.

［108］ Thompson D, Phipps K, Hayward R. Craniopharyngioma in childhood: Our evidence-based approach to management [J]. Childs Nerv Syst, 2005, 21 (8-9): 660-668.

［109］ 朱彤, 等. 生命银行系统建设与应用实践 [J]. 医疗设备信息, 2006 (7): 17-19.

［110］ 姚志洪, 潘敏慧. XML 树形结构在 DICOM 中的应用 [J]. 中国医疗器械杂志, 2006; 30 (2): 83-87.

［111］ Tongdee R, Narra VR, Oliveira EP, et al. Utility of 3D magnetic resonance imaging in preoperative evaluation of hepatobiliary diseases [J]. HPB (Oxford), 2006, 8 (4): 311-317.

［112］ Zetzsche T, Frodl T, Preuss UW, et al. Amygdala volume and depressive symptoms in patients with borderline personality disorder [J]. Biol Psychiatry, 2006, 60 (11): 302-310.

［113］ 梁邦领, 李振平, 刘树伟, 等. 国人成年男性海马结构的冠状断层解剖学研究 [J]. 解剖与临床, 2006, 11 (4): 219-222.

［114］ Larson CL, Schaefer HS, Siegle GJ, et al. Fear is fast in phobic individuals: amygdala activation in response to fear-relevant stimuli [J]. Biol Psychiatry, 2006, 60 (4): 410-417.

［115］ Yoshikawa E, Matsuoka Y, Yamasue H, et al. Major depressive episode after cancer diagnosis [J]. Biol Psychiatry, 2006, 59 (8): 707-712.

［116］ Goncalves P P, Oliveira E, Rosado P. Relative localizing value of amygdalo-hippocampal MR biometry in temporal lobe epilepsy [J]. Epilepsy Res, 2006, 69 (2): 147-164.

［117］ Raz N, Rodrigue KM. Differential aging of the brain: patterns, cognitive correlates and modifiers [J]. Neurosci Biobehav Rev, 2006, 30 (6): 730-748.

［118］ Blain CR, Barker GJ, Jarosz JM, et al. Measuring brain stem and cerebellar damage in parkinsonian syndromes using diffusion tensor MRI [J]. Neurology, 2006, 67 (12): 2199-2205.

［119］ 陈俊抛, 何国军. 阿尔茨海默病和血管性痴呆的颅脑核磁共振定量研究 [J]. 中华神经医学杂志, 2006, 11 (5): 1132-1145.

［120］ Damoiseaux JS, Rombouts SA, Barkhof F, et al. Consistent resting-state networks across healthy subjects [J]. Proc Natl Acad Sci U S A, 2006, 103 (37): 13848-13853.

［121］ 赵大哲, 杨金柱, 徐心和. 一种基于多层 CT 影像的肺部结节分割方法 [J]. 电子学报, 2006 (S1): 2478-2480.

［122］ 杨金柱, 赵大哲, 徐心和. 基于距离场的非线性图像插值分割方法 [J]. 东北大学学报, 2006, 27 (8): 851-854.

［123］ Maller JJ, Reglade-Meslin C, Anstey KJ, et al. Sex and symmetry differences in hippocampal volumetrics: before and beyond the opening of the crus of the fornix [J]. Hippocampus, 2006, 16 (1): 80-90.

［124］ Weigel M, Lagreze WA, Lazzaro A, et al. Fast and quantitative high-resolution magnetic resonance imaging of the optic nerve at 3. 0 tesla [J]. Invest Radiol, 2006, 41 (2): 83-86.

［125］ Bert RJ, Patz S, Ossiani M, et al. High-resolution MR imaging of the human eye 2005 [J]. Acad Radiol, 2006, 13 (3): 368-378.

［126］ Schumann C M, Amaral D G. Stereological analysis of amygdala neuron number in autism [J]. J Neurosci, 2006, 26 (29): 7674-7679.

［127］ Gupta N, Ang LC, Noel de Tilly L, et al. Human glaucoma and neural degeneration in intracranial optic nerve, lateral geniculate nucleus, and visual cortex [J]. Br J Ophthalmol, 2006, 90 (6): 674-678.

［128］ 张帆, 李坤成, 于春水, 等. Mn^{2+} 增强磁共振扫描对视觉传导通路及皮层投射的显示 [J]. 中国医学影像技术, 2006, 22 (08): 1140-1142.

［129］ Sihota R, Sony P, Gupta V, et al. Diagnostic capability of optical coherence tomography in evaluating the degree of glaucomatous retinal nerve fiber damage [J]. Invest Ophthalmol Vis Sci, 2006, 47 (5): 2006-2010.

［130］ Makris N, Goldstein JM, Kennedy D, et al. Decreased volume of left and total anterior insular lobule in schizophrenia [J]. Schizophrenia Research, 2006, 83 (2-3): 155-171.

［131］ Hayashida Y, Hirai T, Korogi Y, et al. Usefulness of measurement of the temporal stem on magnetic resonance imaging in the diagnosis of frontotemporal dementia [J]. Acta Radiol, 2006, 47 (6): 603-608.

［132］ Chung SC, Tack GR, Yi JH, et al. Effects of gender, age, and body parameters on the ventricular volume of Korean people [J]. Neurosci Lett, 2006, 395 (2): 155-158.

［133］ Goldstein J M. Sex, hormones and affective arousal circuitry dysfunction in schizophrenia [J]. Hormones and Behavior, 2006, 50 (4): 612-622.

［134］ 李坤成, 陈楠. 建立中国正常成年人包含结构和功能标准脑的必要性 [J]. 中华放射学杂志, 2007, 41 (3): 325-326.

［135］ 李坤成, 陈楠. 建立正常中国人结构和功能 "标准脑" 的意义 [J]. 中华放射学杂志, 2007, 41 (3): 325-326.

［136］ 苏续清. 数字化影像新技术的临床应用 [J]. 北京 : 人民军医出版社, 2007.

［137］ 姚远, 等. 创伤数据库的研制 [J]. 医疗设备信息, 2007 (2): 20-22.

［138］ Smith CD, Chebrolu H, Wekstein DR, et al. Age and gender effects on human brain anatomy: a voxel-based morphometric study in healthy elderly [J]. Neurobiol Aging, 2007, 28 (7): 1075-1087.

［139］ 张强, 唐峥峥. fMRI 脑功能成像及事件相关实验设计的研究进展 [J]. 医疗设备信息, 2007, 22 (4): 55-57.

［140］ Koppelstaetter F, Siedentopf CM, Rhomberg P, et al. Functional magnetic resonance imaging before motor cortex stimulation for phantom limb pain [J]. Nervenarzt, 2007, 78 (12): 1435-1439.

［141］ 崔世民, 刘梅丽, 靳松. 脑 MRI 局部解剖与功能图谱 [M]. 北京：人民卫生出版社, 2007: 67-78.

［142］ Maller JJ, Anstey KJ, Réglade-Meslin C, et al. Hippocampus and amygdala volumes in a random community-based sample of 60-64 year olds and their relationship to cognition [J]. Psychiatry Res:, 2007, 156 (6): 185-197.

［143］ Horinek D, Varjassyova A, Hort J. Magnetic resonance analysis of amygdalar volume in Alzheimer's disease [J]. Curr Opin Psychiatry, 2007, 20 (3): 273-277.

［144］ Carmichael OT, Kuller LH, Lopez OL, et al. Ventricular volume and dementia progression in the Cardiovascular Health Study [J]. Neurobiol Aging, 2007, 28 (3): 389-397.

［145］ 朱歆华, 赵大哲, 于亚新, 等. 基于本体的医学资源库系统的设计与实现 [J]. 东北大学学报 (自然科学版), 2007 (01): 26-30.

［146］ Lam MO, Disney T, Raicu DS, et al. BRISC-an open source pulmonary nodule image retrieval framework [J]. J Digit Imaging, 2007, 20 (Suppl 1): 63-71.

［147］ Mantini D, Perrucci MG, Del Gratta C, et al. Electrophysiological signatures of resting state networks in the human brain [J]. Proc Natl Acad Sci U S A, 2007, 104 (32): 13170-13175.

［148］ Schmitz N, Daly E, Murphy D. Frontal anatomy and reaction time in Autism [J]. Neuroscience Letters, 2007, 412 (1): 12-17.

［149］ 靳激扬, 滕皋军. 影像诊断应用解剖基础 [M]. 北京：人民军医出版社, 2007.

［150］ Scher AI, Xu Y, Korf ES, et al. Hippocampal shape analysis in Alzheimer's disease: a population-based study [J]. Neuroimage.

2007, 36 (1): 8-18.

[151] Franczak M, Prost RW, Antuono PG, et al. Proton magnetic resonance spectroscopy of the hippocampus in patients with mild cognitive impairment: a pilot study [J]. J Comput Assist Tomogr, 2007, 31 (5): 666-670.

[152] Lagreze WA, Lazzaro A, Weigel M, et al. Morphometry of the retrobulbar human optic nerve: comparison between conventional sonography and ultrafast magnetic resonance sequences [J]. Invest Ophthalmol Vis Sci, 2007, 48 (5): 1913-1917.

[153] Armstrong GT, Localio AR, Feygin T, et al. Defining optic nerve tortuosity [J]. AJNR Am J Neuroradiol, 2007, 28 (4): 666-671.

[154] Duncan RO, Sample PA, Weinreb RN, et al. Retinotopic organization of primary visual cortex in glaucoma: Comparing fMRl measurements of cortical function with visual field loss [J]. Prog Retin Eye Res, 2007, 26 (1): 38-56.

[155] Bouchard TP, Malykhin N, Martin WR, et al. Age and dementia-associated atrophy predominates in the hippocampal head and amygdala in Parkinson's disease [J]. Neurobiology Aging, 2007, 29 (7): 6747-6760.

[156] Hempelmann RG, Mater E, Schroder F, et al. Complete resection of a cavernous haemangioma of the optic nerve, the chiasm, and the optic tract [J]. Acta Neurochir (Wien), 2007, 149 (7): 699-703.

[157] Iizuka O, Suzuki K, Mori E. Severe Amnesic Syndrome and Collecting Behavior After Surgery for Craniopharyngioma [J]. Cog Behav Neurol, 2007, 20 (2): 126-130.

[158] 王星 , 陈楠 , 李坤成 , 等 . 基于 SQL SERVER 2000 数据库管理系统的正常人脑 MRI 图像数据库 [J]. 中国医疗设备 , 2008, (10): 25-27.

[159] 王星 , 陈楠 , 栗伟 , 等 . 基于 XML 技术的正常人脑 MRI 图像数据库 [J]. 中国生物医学工程学报 , 2008, 27 (5): 706-

709, 715.

[160] 王星, 陈楠, 李坤成. 基于两种技术的正常人脑 MRI 图像信息数据库 [J]. 中国医疗设备, 2008, 23 (11): 28-30.

[161] 王星, 陈楠, 李坤成. 数字标准脑研究现状和进展 [J]. 中国医疗设备, 2008, 23 (7): 56-57, 86.

[162] 白玫, 李坤成, 等. 浅谈磁共振成像系统的质量控制参数与测量 [J]. 中国医疗设备, 2008 (7): 45-47.

[163] 李金生, 韩丹, 赵川. 实验性大鼠恶性胸膜间皮瘤病理改变的相关性分析 [J]. 昆明医学院学报, 2008, 29 (2): 15-20.

[164] Asami T, Hayano F, Nakamura M, et al. Anterior cingulate cortex volume reduction in patients with panic disorder [J]. Psychiatry Clin Neurosci, 2008, 62 (3): 322-330.

[165] Uchida RR, Del-Ben CM, Araujo D, et al. Correlation between voxel based morphometry and manual volumetry in magnetic resonance images of the human brain [J]. An Acad Bras Cienc, 2008, 80 (1): 149-156.

[166] Abe O, Yamasue H, Aoki S, et al. Aging in the CNS: comparison of gray/white matter volume and diffusion tensor data [J]. Neurobiol Aging, 2008, 29 (1): 102-116.

[167] Roza SJ, Govaert PP, Vrooman HA, et al. Foetal growth determines cerebral ventricular volume in infants [J]. Neuroimage, 2008, 39 (4): 1491-1498.

[168] 王跃华, 张相彤, 陈晓光, 等. 基于 MRI 的老年人脑室体积的研究 [J]. 中国老年学杂志, 2008 (11): 1081-1082.

[169] 张洪英, 王世杰, 杨明, 等. 正常老年人静息状态脑功能磁共振的默认网络研究 [J]. 中国医学影像技术, 2008 (08): 1189-1191.

[170] Fransson P, Marrelec G. The precuneus/posterior cingulate cortex plays a pivotal role in the default mode network: evidence from a partial correlation network analysis [J]. NeuroImage,

2008, 42 (3): 1178-1184.

［171］Buckner RL, Andrews-Hanna JR, Schacter DL. The brain's default network: anatomy, function, and relevance to disease [J]. Ann N Y Acad Sci, 2008, 1124 (1): 1-38.

［172］Ikram MF, Sajjad Z, Shokh I, et al. Pituitary height on magnetic resonance imaging observation of age and sex related changes [J]. J Pak Med Assoc, 2008, 58 (5): 261-265.

［173］Shiino A, Watanabe T, Kitagawa T, et al. Different atrophic patterns in early-and late-onset Alzheimer's disease and evaluation of clinical utility of a method of regional z-score analysis using voxel-based morphometry [J]. Dement Geriatr Cogn Disord, 2008, 26 (2): 175-186.

［174］Hirao K, Miyata J, Fujiwara H, et al. Theory of mind and frontal lobe pathology in schizophrenia: a voxel-based morphometry study [J]. Schizophr Res, 2008, 105 (1-3): 165-174.

［175］Fujiwara H, Shimizu M, Hirao K, et al. Female specific anterior cingulate abnormality and its association with empathic disability in schizophrenia [J]. Prog Neuropsychopharmacol Biol Psychiatry, 2008, 32 (7): 1728-1734.

［176］Bryant RA, Felmingham K, Whitford TJ, et al. Rostral anterior cingulate volume predicts treatment response to cognitive-behavioural therapy for posttraumatic stress disorder [J]. J Psychiatry Neurosci, 2008, 33 (2): 142-146.

［177］Olson B L, Holshouser BA, Britt W, et al. Longitudinal metabolic and cognitive changes in mild cognitive impairment patients [J]. Alzheimer Dis Assoc Disord, 2008, 22 (3): 269-277.

［178］Cheung KH, Shineman D, Muller M, et al. Mechanism of Ca^{2+} disruption in Alzheimer's disease by presenilin regulation of InsP3 receptor channel gating [J]. Neuron, 2008, 58 (6): 871-883.

［179］ 刘树伟. 断层解剖学 [M]. 北京：高等教育出版社，2008.

［180］ Yucel Y, Gupta N. Glaucoma of the brain: a disease model for the study of transsynaptic neural degeneration [J]. Prog Brain Res, 2008, 173: 465-478.

［181］ 曹东，贺翔鸽，刘莛，等. OCT 和 SLP 定量检测视网膜神经纤维层的研究进展 [J]. 国际眼科杂志，2008 (03): 571-574.

［182］ Vasudevan N, Pfaff DW. Non-genomic actions of estrogens and their interaction with genomic actions in the brain [J]. Front Neuroendocrinol, 2008, 29 (2): 238-257.

［183］ 白玫，李坤成，陈楠. MR 多层面重建对结构测量准确性的影响 [J]. 中国医疗设备，2009, 24 (01): 3-5.

［184］ 贾科峰，段慧，阎岚，等. 不同性别正常人颞叶体积的 MRI 测量 [J]. 昆明医学院学报，2009, 30 (11): 63-67.

［185］ 潘克桉，陈楠，王星，等. 两种测量软件在杏仁核体积测量中的比较 [J]. 中国医学影像技术，2009, 25 (05): 890-893.

［186］ Wattendorf E, Welge-Lussen A, Fiedler K, et al. Olfactory impairment predicts brain atrophy in Parkinson's disease [J]. J Neurosci, 2009, 29 (49): 15410-15413.

［187］ 潘克桉，陈楠，王星，等. 基于高分辨率 MRI 的正常中国成人杏仁核体积测量 [J]. 中国医疗设备，2009, 24 (02): 3-6.

［188］ Kennedy KM, Erickson KI, Rodrigue KM, et al. Age-related differences in regional brain volumes: a comparison of optimized voxel-based morphometry to manual volumetry [J]. Neurobiol Aging, 2009, 30 (10): 1657-1676.

［189］ Kalpouzos G, Chetelat G, Baron JC, et al. Voxel-based mapping of brain gray matter volume and glucose metabolism profiles in normal aging [J]. Neurobiol Aging, 2009, 30 (1): 112-124.

［190］ Linninger A, Basati S, Dawe R, et al. An impedance sensor to monitor and control cerebral ventricular volume [J]. Med Eng Phys, 2009, 31 (7): 838-845.

［191］ Prevedello LM, Andriole P, Khorasani RR. Informatics in radiology: integration of the medical imaging resource center into a teaching hospital network to allow single sign-on access [J]. Radiographics, 2009, 29 (4): 973-979.

［192］ 李晶晶, 艾林, 李少武, 等. MRI 观察阿尔茨海默病患者大脑静息网络改变 [J]. 中国医学影像技术, 2009, 25 (02): 211-214.

［193］ 周西, 刘奇. 三维图像虚拟切片插值算法的比较 [J]. 通信技术, 2009, 42 (11): 173-175.

［194］ Rotge JY, Guehl D, Dilharreguy B, et al. Meta-analysis of brain volume changes in obsessive-compulsive disorder [J]. Biol Psychiatry, 2009, 65 (1): 75-83.

［195］ 杜晓华, 胡庆茂, 黄文华. 脑实质各结构的 CT 测量与定位 [J]. 中国临床解剖学杂志, 2009, 27 (01): 67-69.

［196］ Sarlls JE, Pierpaoli C. In vivo diffusion tensor imaging of the human optic chiasm at sub-millimeter resolution [J]. Neuroimage, 2009, 47 (4): 1244-1251.

［197］ Lagreze WA, Gaggl M, Weigel M, et al. Retrobulbar optic nerve diameter measured by high-speed magnetic resonance imaging as a biomarker for axonal loss in glaucomatous optic atrophy [J]. Invest Ophthalmol Vis Sci, 2009, 50 (9): 4223-4228.

［198］ Kitsos G, Zikou AK, Bagli E, et al. Conventional MRI and magnetisation transfer imaging of the brain and optic pathway in primary open-angle glaucoma [J]. Br J Radiol, 2009, 82 (983): 896-900.

［199］ Olry R, Haines DE. The pen nib and the bolt: the rhomboid fossa of the fourth ventricle or the symbol of the censorship of the press？ [J]. J Hist Neurosci, 2009, 18 (1): 76-79.

［200］ 潘克棳, 陈楠, 王星, 等. 1000 名中国正常成人杏仁核体积高分辨力 MRI 测量 [J]. 中国医学影像技术, 2010, 26 (09):

1615-1619.

[201] 张勇, 陈楠, 王星, 等. 标准化测量海马体积 [J]. 中国医学影像技术, 2010, 26 (09): 1611-1614.

[202] 齐燕, 陈楠, 王星, 等. 高分辨率 MR 测量国人正常成年男性视神经长度 [J]. 中国医学影像技术, 2010, 26 (05): 840-843.

[203] 陈楠, 李坤成, 王星. 构建活体中国汉族成人脑内结构正常参考值数据库的研究概述 [J]. 中华放射学杂志, 2010, 44 (6): 568-570.

[204] 李坤成, 陈楠, 王星. 构建中国人数字化标准脑 [J]. 中国医学影像技术, 2010, 26 (09): 1605-1606.

[205] 宋思思, 宋彬, 陈楠, 等. 基于高分辨力 MRI 的正常中国成人脑桥体积的测量 [J]. 中国医学影像技术, 2010, 26 (09): 1624-1627.

[206] 张琨, 陈楠, 王星, 等. 基于高分辨力 MRI 的正常中国成人小脑体积测量 [J]. 中国医学影像技术, 2010, 26 (09): 1620-1623.

[207] 吕曦, 邹翎, 宋思思, 等. 基于高分辨力 MRI 的中国正常成人侧脑室的体积测量 [J]. 中国医学影像技术, 2010, 26 (09): 1607-1610.

[208] 栗伟, 杨金柱, 陈楠, 等. 基于可扩展标记语言技术构建中国人大脑 MR 影像库 [J]. 中国医学影像技术, 2010, 26 (09): 1640-1643.

[209] 齐志刚, 王晓怡, 王星, 等. 健康老年人脑默认网络: 独立成分分析联合相关分析的初步探讨 [J]. 中国医学影像技术, 2010, 26 (09): 1636-1639.

[210] 杨金柱, 王艳飞, 栗伟, 等. 一种半自动分割脑部 MRI 中胼胝体的方法 [J]. 中国医学影像技术, 2010, 26 (09): 1632-1635.

[211] 李长英, 陈楠, 石林平, 等. 原发性开角型青光眼前视路形态变化及与视网膜神经纤维层厚度的关系 [J]. 中国医学影像技术, 2010, 26 (09): 1628-1631.

［212］ 祁光蕊, 陈楠, 郭玉林, 等. 中国汉族成人岛叶 MRI 测量在临床中的应用价值 [J]. 临床放射学杂志, 2010, 29 (09): 1165-1167.

［213］ 祁光蕊, 陈楠, 郭玉林, 等. 中国汉族成人岛叶体积与年龄的相关性研究 [J]. 实用放射学杂志, 2010, 26 (5): 609-611, 631.

［214］ 尹璐, 陈楠, 王星, 等. 中国汉族成人额叶体积的高分辨率 MRI 测量 [J]. 中华放射学杂志, 2010, 44 (6): 575-578.

［215］ 崔斌, 陈楠, 王星, 等. 中国汉族正常成人垂体的高分辨率 MRI 研究 [J]. 中华放射学杂志, 2010, 44 (6): 579-584.

［216］ 祁光蕊, 陈楠, 郭玉林, 等. 中国汉族正常成人岛叶体积的高分辨率 MRI 测量. 中华放射学杂志, 2010, 44 (6): 585-588.

［217］ 石林平, 陈楠, 王星, 等. 中国汉族正常成人第四脑室容积的高分辨率 MRI 测量 [J]. 中华放射学杂志, 2010, 44 (6): 593-596.

［218］ 张勇, 陈楠, 王星, 等. 中国汉族正常成人海马体积的高分辨率 MRI 测量 [J]. 中华放射学杂志, 2010, 44 (6): 571-574.

［219］ 张超, 陈楠, 王星, 等. 中国汉族正常成人扣带回的高分辨率 MRI 测量 [J]. 中华放射学杂志, 2010, 44 (6): 589-592.

［220］ 贾科峰, 陈楠, 吴莉, 等. 中国汉族正常成人颞叶体积的高分辨率 MRI 测量 [J]. 中华放射学杂志, 2010, 44 (6): 597-599.

［221］ 李长英, 陈楠, 王星, 等. 中国汉族正常成人视束的高分辨率 MRI 测量 [J]. 中华放射学杂志, 2010, 44 (6): 600-604.

［222］ 张超, 陈楠, 王星, 等. 中国正常成人扣带回体积与年龄的相关性 [J]. 中国医学影像技术, 2010, 26 (11): 2048-2051.

［223］ 李坤成, 陈楠, 王星. 重视中国汉族正常成人数字标准脑的研究 [J]. 中华放射学杂志, 2010, 44 (6): 565-567.

［224］ Goldstein J M, Jerram M, Abbs B, et al. Sex Differences in Stress

Response Circuitry Activation Dependent on Female Hormonal Cycle [J]. The Journal of Neuroscience, 2010, 30 (2): 431.

[225] Bergfield KL, Hanson KD, Chen K, et al. Age-related networks of regional covariance in MRI gray matter: reproducible multivariate patterns in healthy aging [J]. Neuroimage, 2010, 49 (2): 1750-1759.

[226] Kalsbeek A, Fliers E, Hofman M A, et al. Vasopressin and the Output of the Hypothalamic Biological Clock [J]. Journal of Neuroendocrinology, 2010, 22 (5): 362-372.

[227] Nardo D, Högberg G, Looi J C L, et al. Gray matter density in limbic and paralimbic cortices is associated with trauma load and EMDR outcome in PTSD patients [J]. J Psychiatric Res, 2010, 44 (7): 477-485.

[228] 杨雷霆 . 下丘脑的显微外科解剖 [J]. 广西医科大学学报 , 2010, 27 (1): 15-17.

[229] Dagny H, Steffen N, Sarah K, et al. Hypothalamic gray matter volume loss in hypnic headache [J]. Annals of Neurology, 2011, 69 (3): 533-539.

[230] Iwaniec U T, Boghossian S, Trevisiol C H, et al. Hypothalamic leptin gene therapy prevents weight gain without long-term detrimental effects on bone in growing and skeletally mature female rats [J]. Journal of Bone & Mineral Research, 2011, 26 (7): 1506-1516.

[231] Baroncini M, Jissendi P, Balland E, et al. MRI atlas of the human hypothalamus [J]. NeuroImage, 2012, 59 (1): 168-180.

[232] Drees C, Chapman K, Prenger E, et al. Seizure outcome and complications following hypothalamic hamartoma treatment in adults: endoscopic, open, and Gamma Knife procedures [J]. Journal of Neurosurgery, 2012, 117 (2): 255.

［233］Tognin S, Rambaldelli G, Perlini C, et al. Enlarged hypothalamic volumes in schizophrenia [J]. Psychiatry Research, 2012, 204 (2-3): 75-81.

［234］Roberts D E, Killiany R J, Rosene D L. Neuron numbers in the hypothalamus of the normal aging rhesus monkey: stability across the adult lifespan and between the sexes [J]. Journal of Comparative Neurology, 2012, 520 (6): 1181-1197.

［235］Makris N, Swaab D F, Kouwe A V D, et al. Volumetric parcellation methodology of the human hypothalamus in neuroimaging: Normative data and sex differences [J]. Neuroimage, 2013, 69 (4): 1-10.

［236］Terlevic R, Isola M, Ragogna M, et al. Decreased hypothalamus volumes in generalized anxiety disorder but not in panic disorder [J]. Journal of Affective Disorders, 2013, 146 (3): 390-394.

［237］朱友志. MRI 识别正常下丘脑部分神经核团 [J]. 中国医学影像技术, 2013, 29 (8): 1263-1266.

［238］Martina B, Elizabeth G, Emily M, et al. Detailed volumetric analysis of the hypothalamus in behavioral variant frontotemporal dementia [J]. Journal of Neurology, 2015, 262 (12): 2635-2642.

［239］Turner R, Dube M, Branscum A, et al. Hypothalamic Leptin Gene Therapy Reduces Body Weight without Accelerating Age-Related Bone Loss [J]. J Endocrinol, 2015, 227 (3): 129-141.

［240］Sanaz G, Nellie G K, Sofia Hult L, et al. Volumetric analysis of the hypothalamus in Huntington Disease using 3T MRI: the IMAGE-HD Study [J]. Plos One, 2015, 10 (2): e117593.

［241］Araujo E P, Moraes J C, Cintra D E, et al. Mechanisms in endocrinology: Hypothalamic inflammation and nutrition. European

Journal of Endocrinology, 2016, 175 (3): R97-R105.

［242］ Breen D P, Nombela C, Vuono R, et al. Hypothalamic volume loss is associated with reduced melatonin output in Parkinson's disease. Movement disorders [J]. official journal of the Movement Disorder Society, 2016, 31 (7): 1062-1066.

［243］ Follin C, Gabery S, Petersén Å, et al. Associations between Metabolic Risk Factors and the Hypothalamic Volume in Childhood Leukemia Survivors Treated with Cranial Radiotherapy [J]. Plos One, 2016, 11 (1): e147575.

第七章　脑图谱的研究展望

目前世界各国都在计划或实施脑计划，脑图谱必然受到科学家的关注。考虑到目前中国人脑图谱(Chinese2020；http://www.chinese-brain-atlases.org/)数据是基于 1.5T MRI 设备采集，图像数据的信噪比不够高，质量控制有待于进一步提高，而且主要三维 T_1WI 脑数据，不包括其他脉冲序列信息，一些瑕疵已经无法应用后期图像处理方式弥补。因此，有必要进一步应用最新型号 3.0T 设备，经严格标准化质量控制，仍然采取多中心方式、搜集大样本数据，以构建全新中国人脑图谱，使其表达的大脑解剖信息更为精确。进一步研究应该包括对入组志愿者进行多种认知量表评测，所有参加研究单位的设备统一应用标准化体模及其测量分析软件评价，使之达到合格水平，所得数据在云平台存储和管理。

第一节　构建高质量多模态脑图谱项目

由挂靠在首都医科大学宣武医院的"磁共振成像和脑信息学北京市重点实验室"牵头，首都医科大学附属北京朝阳医院、北京市神经外科研究所、河南省人民医院、郑州大学第一附属医院、武汉大学中南医院、中南大学湘雅医院、浙江大学脑影像科学技术中心、广东省梅州市人民医院、广东省深圳市第九人民医院、天津医科大学第一中心医院、首都医科大学附属北京友谊医院、北京师范大学认知神经科学与学习国家重点实验室和上海承蓝科技股份有限公司共等 13 个单位参加，新的脑结构图谱多中心项目"Chinese1000"于 2016 年 6 月 26 日在北京国际会议中心正式启动。

本项目组整合各方面的资源，由首都医科大学宣武医院团队负责项目顶层规划及研究方案总体设计；由浙江大学脑影像科学技术中心钟建辉教授的团队负责脉冲序列参数优化和扫描仪的质量控制。项目启动后，在 2016 年 6 月~9 月期间，完成上述基础工作，陆续开始搜集志愿者。北京师范大学认知神经科学与学习国家重点实验室的周新林教授团队负责认知测量，评测内容包括：选择反应时、三维心理旋转、物体数量认知、词语辨析、瑞文推理、数字序列推理、简单数字计算、言语工作记忆和视觉搜索。上海承蓝科技股份有限公司列负责数据存储、管理和分析。整个工作基于云平台技术在网上完成。

一、Chinese1000 项目总体目标

完成构建新的中国三维结构脑图谱和白质纤维脑图谱，并在线开放供全球研究人员免费下载使用。

二、Chinese1000 项目研究内容

为完成本项目研究目标，研究内容拟从以下三个方面展开：

（一）采集 1 000 例健康志愿者的多中心、多模态磁共振数据

采用多中心研究的方式，通过全国 10 家大型医院 / 研究机构，按照统一标准活体采集 1 000 例男女性别各半、包含 18 岁 ~70 岁不同年龄段的正常成人多模态 MRI 图像，包括 3D-MP$_2$RAGE 结构像、扩散谱成像（diffusion spectrum imaging，DSI）、磁敏感加权成像（susceptibility weighted imaging，SWI）、T$_1$ 标记图（T$_1$ mapping）和 T$_2$ 标记图（T$_2$ mapping）扫描，搜集所有被试的人口学资料，体检结果，进行基本认知功能测量，以确保其全部入组志愿者的认知功能正常。

（二）三维结构脑图谱及白质纤维脑图谱构建

在对结构 MRI 数据和 DSI 数据分别进行预处理的基础上，构建三维结构脑图谱和白质纤维脑图谱。将从 20 岁开始至 70 岁每隔 5 岁创建两种脑结构图谱，分别基于不同年龄段的脑结构图谱采用群组图像配准方法建立中国人的三维结构脑图谱空间和白质纤维脑图谱空间。

（三）中国人脑结构图谱的验证

在推广应用前，将对构建的中国人脑图谱进行系列的验证性实验研究，具体包括以下几个方面：

1. 脑图谱创建方法验证　本项目拟通过图谱插值的方法可获得任何一个年龄的脑图谱，并且利用每个年龄组别的图谱进行非线性的组配准得到最终中国人标准脑图谱。为证明这两种方法的有效性及准确性，将设计两组实验进行验证。

2. 验证性实验实施　招募 20 位健康志愿者进行静息态 fMRI 和任务态 fMRI 实验；在静息态实验时，要求被试闭眼休

息,尽可能什么也不想。任务态 fMRI 包括经典的动手、视觉及言语加工等任务。另外,基于项目组以往收集的阿尔茨海默病、帕金森病患者相关数据进行疾病诊断的验证性实验。

3. 比较新构建的中国人多模态脑图谱与西方人脑图谱的差异　首先,比较中外脑结构图谱在形态学上的差异;其次,不同于当前的研究(在对中国人群的脑功能和结构定位中也采用了西方人的脑图谱),本项目分别采用中国人和西方人结构脑图谱用于功能像和结构像的配准及功能定位,在个体水平比较两者的异同;类似地,比较使用中国人白质纤维脑图谱与使用西方人相应脑图谱的异同。

本项目的技术路线(图 7-1)。

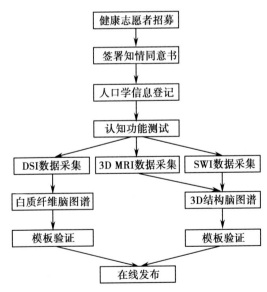

图 7-1　实施 Chinese 1000 的技术路线

认知状态测评采用多维心理网络平台(http://www.dweipsy.com/lattice/)进行,所有入组被试的测评均在网上完成。多维心理网络平台的界面(图7-2)。

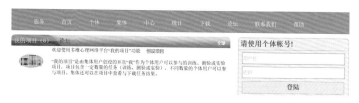

图 7-2 多维心理网络平台的界面

项目组应用设备除应用现有临床脉冲序列外,还与西门子公司签署科研协议,免费应用公司尚未在临床推出,正在研发测试中(working in progress, WIP)的软件。

上海承蓝科技股份有限公司的数据管理和数据处理系统平台(图7-3)和架构(图7-4)。

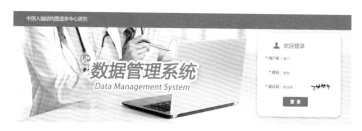

图 7-3 数据管理系统界面

首都医科大学宣武医院、首都医科大学附属北京朝阳医院、北京市神经外科研究所、河南省人民医院、郑州大学第一附属医院、武汉大学中南医院、中南大学湘雅医院、广东

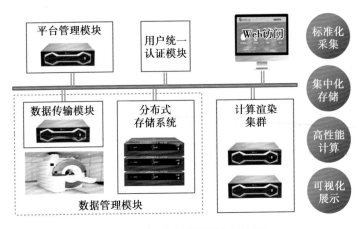

图 7-4　承蓝大数据平台架构图

省梅州市人民医院、广东省深圳市第九人民医院、天津医科大学第一中心医院、首都医科大学附属北京友谊医院等 10 家医院负责完成 MRI 扫描和数据采集工作。首都医科大学宣武医院及合作单位负责脑结构模板的构建及验证。2018 年底，已完成千人数据的搜集，目前正在数据分析中。按照计划完成首批论文发表后，整个数据库向外界公开，分享研究成果。项目组采取开放姿态，欢迎国内外学者同道以不同方式加入本项目研究，以加速研究进程，实现合作共赢。

第二节　构建高质量多模态脑图谱进展

一、设备质量控制

本项目严格进行 MRI 的设备质量控制和质量评

价。由浙江大学 3 名课题组成员(研究生)组成志愿者小组(1 名男生 23 岁,2 名女生分别为 23 和 26 岁),作为"人体流动体模"在项目组每一台 MRI 设备上都完成 1 次头颅 MRI 扫描,以评价扫描仪的差异,为设备质控和调整,保证高质量采集数据做出重要贡献。应用专用体模($NiSO_4 \times 6H_2O+NaCl$)测量信噪比(图 7-5)。

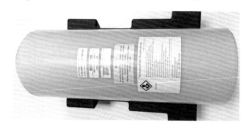

图 7-5 测量信噪比的专用体模($NiSO_4 \times 6H_2O+NaCl$)

以浙江大学的设备为例,共 17 天数据变化。磁场不均匀性(magnetic field inhomogeneity,MFI)的计算公式见公式 7-1,ROI 的取样点(图 7-6),MFI 变化(图 7-7)。

图 7-6 磁场不均匀性测量

$$MFI = ROI_{max} - ROI_{min} \qquad 公式\ 7\text{-}1$$

磁场不均匀性比较稳定,其最大值在 650~800 之间波动,与其他中心设备比较略偏大,最小值在 50~80 之间波动

在视野的 4 个角选取测量磁场噪声(noise)的 ROI 取样点(图 7-8),MFI 变化(图 7-7)。噪声的计算公式见公式 7-2,噪声变化情况(图 7-9)。

$$Noise = (ROI_1 + ROI_2 + ROI_3 + ROI_4)/4 \qquad 公式\ 7\text{-}2$$

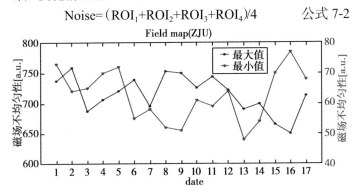

图 7-7 磁场不均匀性变化

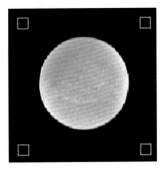

图 7-8 噪声测量的取样点

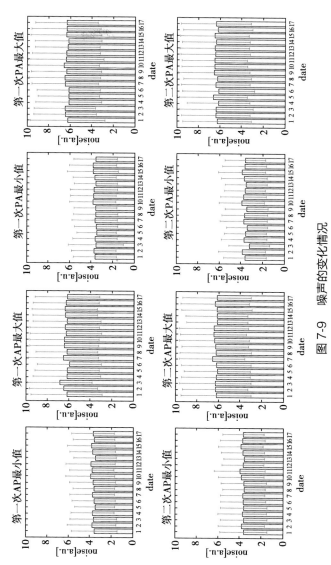

图 7-9　噪声的变化情况

17 天的噪声值很稳定, 无太大波动, 最大值约为 6, 最小值约为 4。

伪 影 测 量 取 样 点(图 7-10),伪影计算公式见 7-3,伪影变化情况(图 7-11),伪影值比较稳定,最大值围绕 4.5 波动,有点偏大,但最小值稳定在 1.8 左右。

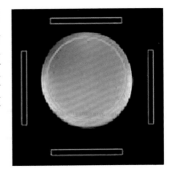

图 7-10 测量伪影的取样点

$$Ghost=(ROI_{上}+ROI_{下}-ROI_{左}-ROI_{右})/2ROI_{中心} \qquad 公式\ 7-3$$

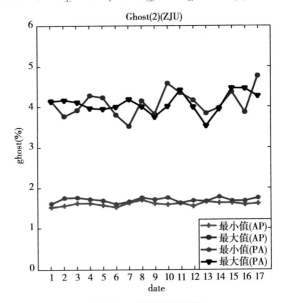

图 7-11 伪影变化情况

伪影值比较稳定,最大值围绕 4.5 波动,最小值在 1.8 左右

畸变测量:每一个层面分别测量前后和后前方向的水平和垂直长度之差 d1、d2,其中 d1 与 d2 差值(d1–d2)最大的层面为畸变最大层面,反之为畸变最小层面。将最大层面和最小层面的 d1、d2 画成图线,可见畸变程度和变化情况(7-12)。

二、构建中国脑白质纤维束模板的尝试

从已经获取的 600 余志愿者数据中,随机选取 20 例扩散张量谱数据,尝试构建的中国脑白质纤维束模板,取得高质量、高空间分辨力图像(图 7-13),并对该方法的有效性和可靠性进行初步验证。

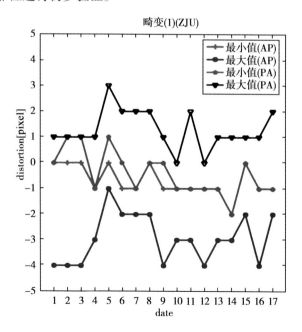

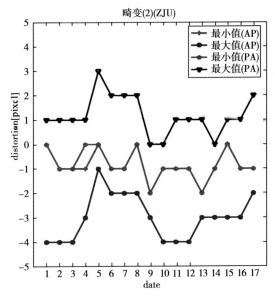

图 7-12　畸变的变化情况

可见前后（AP）和后前（PA）方向的畸变值分布在 0 的两侧

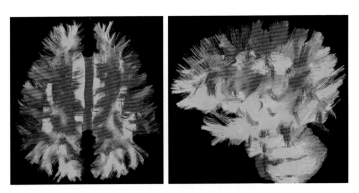

图 7-13　初步构建中国脑白质纤维束模板

三、构建疾病脑图谱

本研究团队已经进行神经退行性变疾病脑图谱构建研究,基于 200 正常志愿者、200 例轻度认知障碍(mild cognitive impairment,MCI)和 120 例阿尔茨海默病(Alzheimer's disease,AD)患者构建 AD 脑模板(图 7-14)。基于 120 例帕金森病(Parkinson's disease,PD)患者的数据初步构建了 PD 脑模板(图 7-15、图 7-16)。

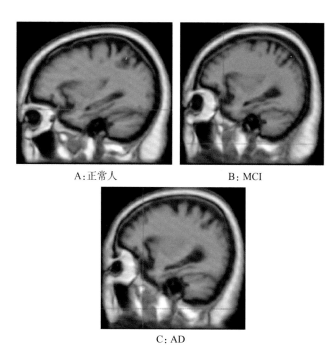

A:正常人　　　　　　B:MCI

C:AD

图 7-14　阿尔茨海默病脑图谱

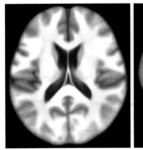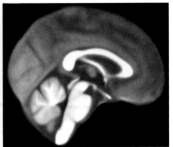

A：体轴横断位　　　　　　　　B：正中矢状位

图 7-15　帕金森病脑图谱

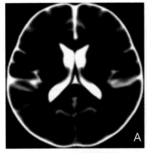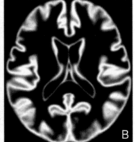

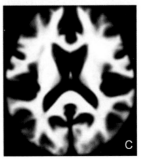

图 7-16　帕金森病病脑组织分割图谱

A.脑脊液模板；B.脑灰质模板；C.脑白质模板

第三节　未来脑图谱构建的设想

前期脑图谱为成年人,可以用于研究脑退行性变化。还应该制作儿童脑图谱,以用于研究脑发育。当然,由于配合程度、资金、伦理等问题,制作儿童脑图谱的难度很大。

鉴于与大脑比较小脑结构和功能均简单,迄今为止,国内外仅有大脑图谱。考虑到越来越多的文献报道,小脑在许多正常和疾病脑功能方面(尤其静态脑连接)发挥重要作用,有必要构建中国人小脑图谱,以推进脑科学发展。

考虑到中国人(蒙古人种的代表)与西方高加索人(白种人)的脑结构有明显差异,而中国维吾尔族的主要基因来源是高加索人(白种人),因此,今后若能构建中国维族成人脑图谱,则更便于与汉族比较。

至今尚不清楚缺氧是否会造成居住在高海拔地区人群的脑功能和结构发生改变。低海拔地区人群脑结构很可能与居住在高原地区人群脑结构有差异。因此,有必要构建高原地区成人脑图谱,以回答上述问题。

针对累及严重影响人民群众健康和生命的重大脑疾病,应该逐个构建专门疾病脑模板,有可能配合远程影像学、大数据、云计算、人工智能等新技术的进展,将之应用于临床工作之中。其临床应用场景是,当基层影像学医生遇到一个需要会诊的病例时,将之直接与网上大型数据库进行比对,若数据库给出与之相同表现、已知病理结果的病例,即可快速得到正确诊断意见,因此,这可解决基层医院医师的会诊问题。

(李坤成 梁佩鹏)

参考文献

[1] Fu L, Fonov V, Pike B, et al. Automated analysis of multisite MRI phantom data for the NIHPD project [C]. International Conference on Medical Image Computing & Computer-assisted Intervention, 2006.

[2] Zhuang AH, Valentino DJ, Toga AW. Skull-stripping magnetic resonance brain images using a model-based level set [J]. Neuroimage, 2006, 32 (1): 79-92.

[3] Dinov ID, Valentino D, Shin BC, et al. LONI Visualization Environment [J]. Journal of Digital Imaging, 2006, 19 (2): 148-158.

[4] Mulkern RV, Forbes P, Dewey K, et al. Establishment and Results of a Magnetic Resonance Quality Assurance Program for the Pediatric Brain Tumor Consortium [J]. Academic Radiology, 2008, 15 (9): 1099-1110.

[5] Lalys F, Haegelen C, Ferre J, et al. Construction and assessment of a 3-T MRI brain template [J]. Neuroimage, 2010, 49 (1): 345-354.

[6] Mattila S, Renvall V, Hiltunen J, et al. Phantom-based evaluation of geometric distortions in functional magnetic resonance and diffusion tensor imaging [J]. Magnetic Resonance in Medicine, 2010, 57 (4): 754-763.

[7] Jones DK. The effect of gradient sampling schemes on measures derived from diffusion tensor MRI: A Monte Carlo study [J]. Magnetic Resonance in Medicine, 2010, 51 (4): 807-815.

[8] Wang ZJ, Seo Y, Chia JM, et al. A quality assurance protocol for

diffusion tensor imaging using the head phantom from American College of Radiology [J]. Medical Physics, 2011, 38 (7): 4415.

［9］Ihalainen TM, L Nnroth NT, Peltonen JI, et al. MRI quality assurance using the ACR phantom in a multi-unit imaging center [J]. Acta Oncologica, 2011, 50 (6): 966-972.

［10］Shi F, Yap PT, Wu G, et al. Infant Brain Atlases from Neonates to 1-and 2-Year-Olds [J]. Plos One, 2011, 6 (4): e18746.

［11］Jezzard, Peter. Correction of geometric distortion in fMRI data [J]. Neuroimage, 2012, 62 (2): 648-651.

［12］Essen DC, Ugurbil K, Auerbach E, et al. The Human Connectome Project: A data acquisition perspective [J]. Neuroimage, 2012, 62 (4): 2222-2231.

［13］Xie Y, Ho J, Vemuri BC. Multiple Atlas Construction From A Heterogeneous Brain MR Image Collection [J]. IEEE Transactions on Medical Imaging, 2013, 32 (3): 628-635.

［14］Lee JH, Kim SY, Lee DW. Quality assurance for diffusion tensor imaging using an ACR phantom: Comparative analysis with 6, 15, and 32 directions at 1. 5T and 3. 0T MRI systems [J]. Journal of the Korean Physical Society, 2014, 65 (1): 103-110.

［15］Alexander B, Murray AL, Loh WY, et al. A new neonatal cortical and subcortical brain atlas: the Melbourne Children\"s Regional Infant Brain (M-CRIB) atlas [J]. Neuroimage, 2016, 147: 841-851.

［16］Gholipour A, Rollins CK, Velasco-Annis C, et al. A normative spatiotemporal MRI atlas of the fetal brain for automatic segmentation and analysis of early brain growth [J]. Scientific Reports, 2017, 7 (1): 476.

［17］Wu BW, Barr S. Applications of Whole Brain Tractography and Implications for Clinical Practice [J]. Cureus, 2017, 9 (10): e1753.

［18］ Zhou X, Sakaie K E, Debbins J P, et al. Quantitative quality assurance in a multicenter HARDI clinical trial at 3T [J]. Magnetic Resonance Imaging, 2017, 35: 81-90.

［19］ Lin S, Peipeng L, Yishan L, et al. Using Large-Scale Statistical Chinese Brain Template (Chinese2020) in Popular Neuroimage Analysis Toolkits [J]. Frontiers in Human Neuroscience, 2017, 11: 414.

［20］ Chavez S, Viviano J, Zamyadi M, et al. A novel DTI-QA tool: Automated metric extraction exploiting the sphericity of an agar filled phantom [J]. Magnetic Resonance Imaging, 2018, 46: 28-39.

［21］ 李晨, 童琪琦, 龚婷, 等. 多中心扩散 MRI 的质量控制 [J]. 中国医学影像技术, 2019, 35 (01): 25-29.

致　谢

感谢国家科委"863"计划和"973"分课题对本项目和北京市科委重点实验室的资助。致谢参加数据采集的以下15家医院及其同道：

首都医科大学附属北京同仁医院放射科王振常教授、西安市中心医院放射科杨军乐教授、四川大学华西医院放射科宋彬教授、山东省医学影像研究所赵斌教授、宁夏医科大学总医院放射科郭玉林教授、山西医科大学第一医院放射科李建丁教授、大连医科大学附属第一医院放射科伍建林教授、天津医科大学总医院放射科张云庭教授、天津医科大学肿瘤医院放射科叶兆祥教授、陆军军医大学西南医院放射科王建教授、浙江大学医学院第一附属医院放射科张敏鸣教授、华中科技大学同济医学院附属协和医院放射科孔祥泉教授、吉林大学医学院附属中日联谊医院放射科杨海山教授、汕头大学医学院第二附属医院放射科吴仁华教授等专家参与数据采集和脑结构测量。此外，新疆医科大学第一附属医院刘文亚教授、昆明医学院第一附属医院韩丹教授、上海交通大学医学院附属仁济医院许建荣教授等专家参与脑结构测量研究。

感谢本研究团队陈楠教授在博士后期间加入本研究，

并在后续研究中协调管理来自上述各单位的 10 余名研究生在宣武医院放射科实施脑结构测量研究工作,前后参加本项目的我的研究生有:潘克桢、崔斌、张超、张勇、董缨、赵建秀、马轶和秦菡,放射科王星工程师也参加了研究工作。

感谢上述各个参加本项目研究的教授率领其团队及研究生对本项目做出了独特贡献。感谢东北大学软件学院赵大哲教授、杨金柱教授在搭建数据库和图像处理软件编写中的协作和支持,感谢中国科学院生物物理研究所"脑与认知国家重点实验室"陈霖院士和薛蓉教授、The University of North Carolina at Chapel Hill School of Medicine 沈定刚教授、香港中文大学王德峰助理教授在建立标准脑图谱和脑模板方面所给予的技术指导和帮助。感谢我院放射科秦文主管技师、医学工程科白玫高级工程师和西门子公司钱天翼博士、欧瑞博士、王萍博士等,GE 公司的孙非、孙伟和申浩等工程师在本课题实施过程中对磁共振设备进行质量控制和实施扫描的技术支持! 感谢西门子公司在允许使用 WIP 软件、组织会议和现场培训等方面给予的支持和帮助!

李坤成